U0070150

治咳寶典

臨床38年名醫：預防與照護感冒、流感、黴漿菌感染、新冠肺炎和各種肺炎必讀

吉康耳鼻喉科暨整合醫學健康診所院長 羅仕寬、亞東醫院住院醫師 羅際竹 著

PART 1

秒懂冠狀病毒、流行性感冒、一般感冒的差異

PART 2 呼吸道拉警報：頭痛、喉嚨痛、流鼻涕、發燒、疲倦、咳嗽、喘鳴

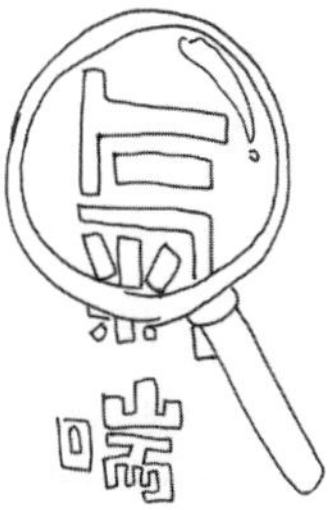

3 PART

久咳不癒？別讓黴漿菌謀殺你的健康

羅醫師的醫方小講堂

4
PART

咳嗽退散，用整合醫學逆轉呼吸道疾病

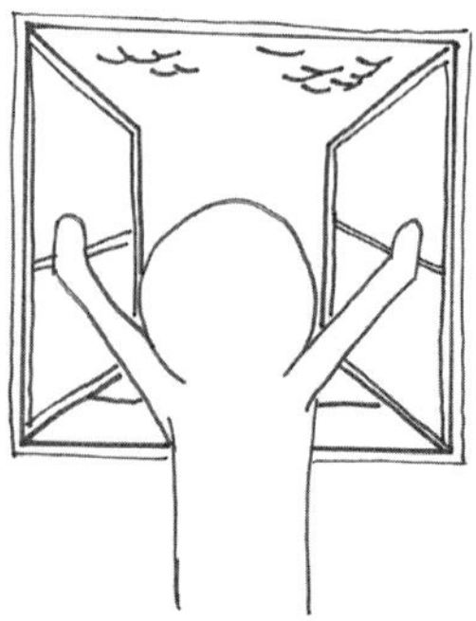

羅醫師的醫方小講堂

推薦序

教你做對的事，遠離新冠肺炎疫情威脅

自從二〇一九年十二月新型冠狀病毒 COVID-19 於中國武漢被發現，疫情從二〇二〇年初開始，自亞洲快速擴散至歐美地區，截至目前全球已有一百九十多個國家和地區發生確診個案，確診人數超過一億人，死亡人數超過二百二十萬人，是人類史上致死最多的大流行病之一。同時，全世界各地民生和經濟遭受疫情巨大的衝擊，人類的生活與工作習慣，以及企業的經營模式都也受到深遠的影響與改變！雖然世界各國的科研人員積極研發新冠疫苗，到二〇二〇年十二月已經有幾支疫苗獲得批准推出，但世界衛生組織仍然警告，疫苗的推出並不能確保能夠解決所有問題，因為病毒很有可能繼續的變種，要結束疫情很有可能仍須時日。

二〇二〇年全球面對病毒無情的攻擊，可說是大自然對人類大反撲的一年！同時也意味著人類的渺小與無助！除了多年來人口的持續增長，人類為了經濟發展而不斷的開發與消費，同時也大量的製造了污染，進而破壞了自然生態！因此，全球暖化的問題日趨嚴重、北極冰層大面積融解，各類流感、疫情出現的頻率增加，種種現象都在警示人類必須重視大自然的保護與養護！無疑是在提醒人類，必須時時保持良好的免疫系統與健康！

非常認同羅醫師在文章中提到胃食道逆流、鼻涕倒流、慢性咽喉炎等病痛症狀，幾乎都是「飲食錯誤」造成的。光是吃藥不但不易康復，普遍有藥物副作用問題，也因此只能從正確的飲食來恢復消化系統的健康，進而讓自我的免疫力健康強大，才能完全康復。

這就如同養生專家經常提醒，「藥補不如食補」的觀念。在書中，羅醫師以良心與專業明確指出：非常不贊同動不動就吃藥這件事，因為他說所有的藥物都有很多的副作用，最主要的副作用是會讓自我的免疫力降低；此外，他還特別強調：做好衛教就能少用藥，並建議大家感冒時多用保健食品、各種維生素和執行良好生活作息。

個人很榮幸能夠在二十三年前與夥伴秉持「自然健康快樂」的理念，創立了 Hi-Q 中華海洋生技公司，專注於研發先進且友善的海洋生物科技來生產高品質的水產，目的就是希望能夠從「吃得健康」來幫助消費者的健康！

在目前疫情仍在全球肆虐的時空背景下，非常敬佩羅醫師秉持著他「愛心、良心行醫」的理念，以及將近四十年的臨床專業經驗，著作這本非常有意義、有獨到見解的健康書籍。相信對於一般民眾如何面對病痛，以及如何飲食、如何吃藥的觀念與習慣會有很大的影響與幫助，同時對於醫藥專業人員在行醫用藥的觀念與習慣也會有良好的啟發與深遠的影響。

中華海洋生技股份有限公司董事長
台灣聯合抗癌協會理事長
台灣厚道社會服務聯合會理事長
張永聲

推薦序

咳嗽是一種健康警示

羅醫師是一位有研究精神的臨床醫師，在自然醫學與主流醫學的耳鼻喉科貢獻良多，有閒暇時會跟他討論一些臨床的論點，以藥理學、藥物動力學或營養學的新角度，來分析臨床上的症狀。

我們喜歡用多方面的角度，觀察一些症候群，像在生理節律醫學、總體基因體醫學、免疫調養與自癒醫學、體質優質化與適應、生物促進醫學、支持性照護與營養醫學等等，我從他的思維與臨床經驗受益不淺。

這次他的新書所涵蓋的領域，不只針對咳嗽相關前因後果，還有很多有趣的伏筆，像是揭開為什麼有人一感冒就咳嗽的背後原因、久咳不癒的癥結，以及咳嗽與黴漿菌、與新冠肺炎的關係，甚至與生活作息、飲食習慣、體質調養等等牽一髮動全身的種種關係。

藥學博士
藥師
張朝翔

推薦序

從世紀傳染病了解「治未病」的重要

從流感、SARS、新冠肺炎等這些讓我們聞之色變的現代傳染病盛行以來，對付的策略，絕大部分是花費大量的人力、物力、時間和金錢等等在研發疫苗、藥劑，往往最終還是會研發出新藥來。即便如此，仍然會有成千上萬的病毒、細菌會伺機再侵犯我們，也許一次會比一次嚴重。與其等待新病的產生，再期待新藥的研發，不如有正確的健康觀念及防疫執行力，才是最重要的法門。

本書作者羅仕寬醫師行醫三十八年，將其診察病人的寶貴臨床經驗，以深入淺出的方式一一解析，讓我們對各種各樣呼吸道疾病的致病機轉、臨床症狀、治療方法和預防策略做了很詳盡的解說，非常契合當前疫情持續發生的時代需要。另以咳嗽症狀為例，解釋了各種相關全身性疾病如過敏、氣喘、重金屬污染等病的前因後果，進而闡述預防勝於治療的觀念，有健康的呼吸道，遠勝於不斷的研發新藥。

書中以多年整合性自然療法之心得，明確的告訴大家，保持健康，就是面對感染的最好方法，而腸道健康才是保護身體免疫力的最佳防線。腸道是人體免疫細胞含量最豐富的器官，腸道黏膜的完整性可決定我們對外來病原菌的抵抗力強弱，如果腸道受到破壞如感染、生活作息方式改變、食物種類選擇不佳等因素影響，會造成黏膜的受損，進而改變其通透性，導致對人體有害的物質滲漏進入腸黏膜，與我們腸道黏膜下的免疫細胞遭遇後發生發炎反應，就會引起諸如急慢性過敏、代謝症候群、各種免疫性疾病甚至癌症的發生，而其修復方式，最基本的就是透過補充適當的腸道益生菌和酵素，有了健康完整的腸道，才能有效的抵抗感染。

以中醫學的角度來看，久咳病人經過儀器檢測，往往多數呈現腎虛、脾虛、肺虛等「虛」和心火、肝火「旺」的體質，此與整合性自然療法所論述的免疫、器官功能低下、自律神經失調有對等相呼應的意義，而其調理方式絕非只靠吃藥，主要還是要有正確的保養觀念，補充適當的營養素、改善體質、排除體內情緒和環境毒素、保護肝臟、抗氧化等等，正如黃帝內經中「治未病」的觀念，在結合中西醫預防醫學的各種方法下，真正做到超前部署，積極防疫。

維霖內科診所院長
天主教耕莘醫院內科部暨胃腸肝膽科主任
天主教輔仁大學醫學院臨床助理教授
曹為霖

作者序

健康必須先事前諸葛，做足萬全的防疫準備

二〇一六年我已經出了一本《咳嗽警報》，因緣際會新冠疫情全球大流行，今天再寫《治咳寶典》，願能幫助大家遠離新冠肺炎威脅，恢復全球正常作息，本書雖簡單但卻有實質的幫助，其背後意義不簡單，願助大家了結威脅，早見昇平。

二〇二一年對於台灣新冠肺炎防疫成敗絕對是關鍵一年，新冠病毒在人體內到底會怎樣？幾乎是無人全盤了解，而新冠疫苗剛剛匆忙上陣，有效妥善的安全率夠不夠好？全人類接種疫苗的成效是如何？也要等最後統計結果才會得知。未來國境管制總有一天要解除，當國際飛航一旦重新打開之後，要如何讓自己維持健康，不會輕易被感染也不會變成重症，絕對是您我一個最新、最大的挑戰！

耳鼻喉科醫師三十八年加十四年的整合醫學行醫經驗，我深刻了解到一個人要無懼面對任何突發傳染疾病的威脅，絕對要讓自己擁有足夠的健康韌性。只是看到整個人類世界因新冠病毒疫情而秩序大亂，要治療新冠感染絕不是只有鋅、維生素D_3、羥氯奎寧、紅黴素加上氧氣、呼吸器與好好隔離而已。台灣很棒，防疫做得非常好，至今臨床病例非常少，但是無庸置疑的就是我們早晚要面對瞬息萬變的疫情。

我們可以分析全世界的成功和失敗經驗，盡可能先事前諸葛而不用事後諸葛。這本《治咳寶典》新書，是我把多年呼吸道感染臨床治療心得做分享，提供大家參考應用，讓大家能做足防疫準備，時時刻刻保持真正的健康身體，因為只有健康的人才會有足夠的完整免疫力，才可以克服任何感染迅速恢復健康又不留下任何併發症，讓危機變成轉機。

要特別提一下，這本書的插畫家是我在診所從小看到大的年輕人，目前正在服役中，他常給我一個感覺，那就是不管他如何不舒服，永遠總是快快樂樂的笑臉常開，我每當看到他就瞬間覺得這個世界好和平，之後一整天看診就會保持開心愉快，真的是一個非常特殊的孩子！

他小學時有一次來看診，我發現他跟我一樣有學畫畫，當他把畫作一拿出來，還著實讓我嚇一跳，果然讓人覺得非常清新，看過畫之後身心靈都獲得療癒的感覺。今天我要出書了，我問他說：「你的畫作可以振奮人心，你已經長大了，願不願意幫羅叔叔的忙，挑戰一下自己，用比較風趣的方式作畫，用你那特殊清爽的畫作風格散播更多的平安，也能夠讓更多的讀者想要看叔叔的書。」

在此，祝福大家擁有完整的身心靈健康，以面對未來任何疫情與感染的挑戰。

吉康耳鼻喉科暨整合醫學健康診所院長

作者序

防疫戰役，取決於肝臟健康

肝臟每天會進行解毒工作以維持身體運作，想要「保肝」就要從日常生活當中去實踐，包含飲食、運動、睡眠和情緒管理都是我們要去努力的面向。目前肝臟的功能狀態難以用現代醫學的檢測詳細評估，也沒有單一物質或藥物可以全面提升肝臟功能，但只要給予充足的營養素與塑造健全的抗氧化身體機能，並常保良好生活型態，就是強化肝臟排毒功能的好方法。

許多人以外食為主，容易掉入高精緻碳水化合物與非健康油品的飲食型態容易造成血液黏稠與血管壁損傷，可能使肝臟血流遲滯，而讓細胞毒素排出的管道受阻，毒素一旦累積，會壓縮肝臟其它的重要功能；另外，長期高血壓會加速胰島素阻抗的進程，糖分也會轉而在身體各處堆積成脂肪，其中脂肪肝就可能會直接影響肝臟細胞的正常運作，而非健康油品也會加重發炎反應，干擾身體的新陳代謝。這時候如果處於長期壓力下，人體交感神經會過度活化，進而疲勞引發自律神經不協調，雖然腎上腺素和糖皮質激素等的釋放，可以短暫幫助我們度過難關，但長期下來，血液中過剩的傳導物質與荷爾蒙，因為最終仍需要肝臟接收與代謝排出，不但提高了肝臟的負荷，還常造成血糖和血壓持續偏高，進而引起一連串的病理反應。

早睡對很多人來說，不是一件容易做到的事情，晚上十一點到半夜一點走膽經；半夜一點到三點走肝經，有多少人能夠在十一點前入睡？並保持熟睡得到充分休息？許多人白天工作時間比較長或是夜間工作者，像是在醫院輪夜班的醫護人員，怎敢奢望可以在這段時間好好休息，平時能有機會早睡的時候，大家都要多多把握。睡前的時候，可以減少電子產品與手機的使用，尤其是在暗室中，久用手機可能會影響生理時鐘，也會增加眼睛酸澀甚至是視網膜損傷的風險，從中醫的角度也呼應這樣的說法，肝主目，千萬不要加重肝臟的負擔。

現代人常有脊骨筋膜的疼痛，疼痛是一種主觀的感受與經驗，也被視為呼吸、血壓、心跳、體溫外的第五生命徵象，是越來越受重視，但是除了治療以外，最重要的是保持良好的運動習慣與模式，要注意運動前後的暖身與收操是否足夠，柔軟的筋膜才能讓肌力平衡與經絡暢通，再加上適度排汗能減少身體毒素，這樣一來，不但能減少疼痛，也能助肝臟解毒一臂之力。肝臟是堅忍不拔的器官，甚至有人捐出部分肝臟仍能健康地活下去，但我們千萬要善待它，當我們的肝臟在發炎與掙扎的時候，可能不會馬上察覺，在防疫新生活中，我們更要注意生活習慣並調適壓力以提升免疫力。千萬不要忘記，一個人在擁有健康的肝臟前提下，才能有最大的機會在疫情肆虐下度過難關。

亞東醫院住院醫師
羅際竹

前言

真實世界病毒入侵，該如何面對？全面防堵vs佛性防疫

宇宙有太多的秘密，人類是無法解釋也不容易解開，好比微細世界的病毒細菌，主宰著人類的健康與未來的演化方向，便是最顯而易見的例子。

我們人要進化，病毒細菌也要進化。而所謂的進化就是基因突變，讓這個原本不能做到的事情變成可以做得到；對於病毒細菌而言，可能原本對人類毫無傷害，但是經過基因突變之後，變得能夠輕易在人體任意繁殖，造成強大的殺傷力，而且有無限的變數可能。經由這樣的說明，想必大家已經可以了解到，我們人體的免疫系統，無時無刻都努力在對抗著這些病毒細菌，是任何人保持健康的根本。

當一個新的病毒細菌產生新的突變，譬如二〇一九年的新型冠狀病毒（COVID-19）引發的世界性傳染恐慌，對我們來說這也是一種進化挑戰。

從一開始大家的輕忽，已然造成大規模的流行。新型冠狀病毒的高傳染力、高致死率和容易造成肺纖維化這三點，嚴重影響人類的健康，由於輕忽到演變成一發不可收拾，許多國家的醫療體系面臨崩潰，不得不從開始的佛系防疫到最後的嚴格鎖國且居家隔離。

即便如此，只要一個帶原者不守規矩，就依然會再次造成大規模的社區流行，只有全民上下一心共同防疫，由政府強制執行，才有可能解決這一次的新冠病毒疫情。

我們從兩個角度來看防疫方法，到底哪一種是對的，最後一定會有答案！

第一種方法叫做「全面防堵法」。台灣在這一次的防疫戰爭中，真的是扮演著領頭羊的角色，從開始的徵召口罩廠，並成立國家口罩隊，甚至在一個月內量產達標的不可思議成就；隨即嚴格控管所有的海關出入，找出所有的可能感染源頭並加以隔離十四天，這個政策雖累垮一缸人，但卻保住了全台灣人民的健康生命，絕對值得喝采。

我們小時候就知道「Formosa」是美麗的寶島，這一次不僅如此而已，我們根本就是一個地球的航空母艦，我們帶頭保衛著全世界，我們幸福的在島內生活著，生活醫療物資不虞匱乏，雖然有一點點不方便，大家卻可以安心快樂的過日子，這可羨煞我國外的所有親友們。

這個不方便就是疫情管制初期，就只是常常要排隊買口罩、酒精出入任何公共空間要戴口罩，並且限制許多社交活動。但是，這跟感染新型冠狀病毒，躺在醫院裡帶著氧氣面罩，甚至被插管裝上呼吸器，痛苦的咳嗽缺氧跟生命搏鬥，實在好太多了。

但是從另一防疫方法來看，那就是可能「佛系防疫法」。這未必是錯的喔！因為未來有可能會發現，嚴格管控病毒流行是真的對嗎？這個答案可是天決定的！

我常在想，若當疫情逐漸蔓延到全世界，每一個人真的是經由達爾文進化論的物競天擇適者生存，留下一批無症狀感染者、或者是輕症狀感染者的健康人類繼續繁衍後代，屆時如果台灣依然是沒有疫情的寶島，到時候狀況是怎樣？

是繼續鎖國？那我們慘了！台灣將很難在地球上生存。還是，剛好那時候藥或疫苗已經出來了！那又是一番好氣象！全民接種後或是服藥就恢復正常了。

我們很難去預測未來會怎樣！

今天，新型冠狀病毒整個歐美幾乎是繼續蔓延著，但受到的重視卻似乎是相當兩極化，今天疫苗已開始全面施打，但成效最終如何，真的優勝劣敗適者生存才是最重要的，雖然殘酷卻也是現實，因為畢竟這是快速恢復正常生活最好的方法，而這就是進化的必然過程。

! 全面防堵 vs 佛性防疫

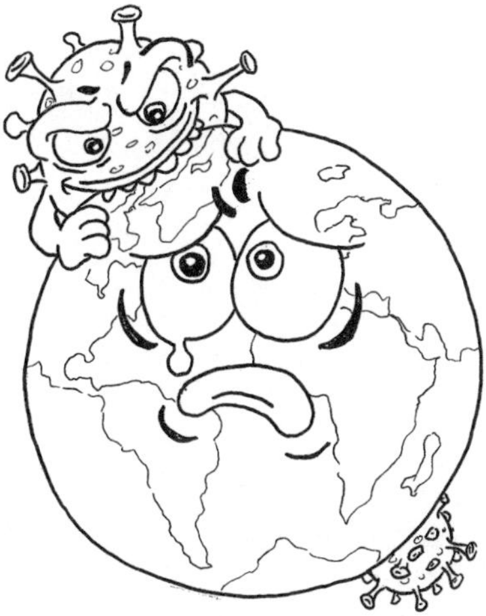

➜ 面對來勢洶洶的新型冠狀病毒，就如同達爾文進化論觀點，朝向優勝劣敗、適者生存。

宇宙有太多的秘密待我們解開，保守、自大、過度保護，不一定是對的。人心一定要有宇宙這麼廣闊才行！（攝影／張國發）

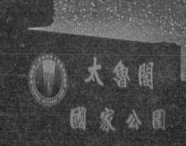

PART 1

秒懂冠狀病毒、流行性感冒、一般感冒的差異

01 流感的三個大哉問

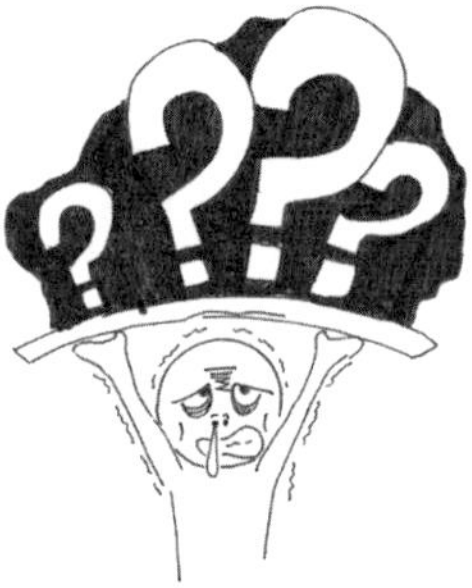

在我行醫三十八年期間，常遇到病人問我三個大哉問，而這也是許多人想知道的，我就試著為各位解說。大哉問一：流感為什麼這麼可怕？大哉問二：感冒就是上呼吸道急性病毒性感染嗎？大哉問三：為什麼我每次感冒都會很嚴重？為什麼別人都不會？

●大哉問一：流感為什麼這麼可怕？

為什麼流感跟一般感冒不一樣，開宗明義當然要先了解感冒。

首先，要知道會造成感冒的常見病毒大約有一百五十多種到二百種。感冒病毒包括：剛出生的嬰兒容易被呼吸道融合病毒感染，和成年人最常見的鼻病毒，其他常見的有腺病毒、冠狀病毒、副流行性感冒病毒1、2、3、4型，腸病毒等等；再加上流行性感冒病毒A、B、C三型。

然而，以A、B兩型在醫學上有嚴重臨床症狀，其中又以A型流感病毒因具有動物宿主和各種變異亞型，這多變性（也就是喜歡變來變去）讓人類生命健康飽受考驗，百年來也讓科學家加倍重視與研究。

根據美國疾病管制與預防中心（CDC）最新資料，光是HA表面抗原血球凝集素（H抗原，Hemagglutinin）就有一到十八共十八種；NA神經胺酸酶（N抗原，Neuraminidase））則有一到十一共十一種；H7N9就是H7型抗原配對N9型，不同的HA和NA蛋白可以互相重組，HA十八種乘以NA十一種，也就是一百九十八種變化，因此，病毒會如何突變、感染何種家禽、鳥類甚至人類，以及其強度與嚴重性等，均難以捉摸，短短幾年數據就有很大的變化。

其實，人類永遠是在流感病毒突變腳步後面追，加上今天基因組兩倍大的新型冠狀病毒疫情，其研究的困難度更是大大過之而無不及。

●大哉問二：感冒就是上呼吸道急性病毒性感染嗎？

感冒就是病毒感染後開始產生的上呼吸道急性症狀，主要侵犯鼻（咽）

腔、喉嚨（扁桃體）以及鼻竇腔。症狀一般於暴露病原後兩天內開始出現，也就是有人把感冒病毒傳給你了，初期症狀主要是喉嚨痛、流鼻水、打噴嚏、頭痛、發燒等，而流行性感冒的症狀就是激烈快速又變本加厲，容易危及生命健康。新型冠狀病毒感染更是另一個嚴重症狀的新感冒！

一般而言，大部分感冒病毒在氣溫低時比較活耀，因此好發於冬季和初春的季節，尤其在天氣忽冷忽熱、氣溫回暖、日夜溫差過大、陰雨轉晴時，就是診所感冒病人爆發的天候。

至於夏天的時候，則很容易被腺病毒感染，主要原因是在頻繁進出冷氣房冷熱交錯、和人多擁擠之處接觸傳染，或是吃太多冰寒涼食物，讓身體冰火交融難以適應。

其中一個有名的病就是游泳池熱，就是在游泳兩三天後開始打噴嚏、鼻塞、喉嚨痛、發燒，特點就是會紅眼睛就是結膜炎，由於很容易造成群聚感染，症狀有時也會很嚴重。

●大哉問三：為什麼每次自己感冒都很嚴重？

我認為要先反省自己的生活作息與免疫力是否健康，因為感冒的症狀可輕可重，不可忽視否則一般感冒也可以變得很嚴重，健康的人則最嚴重的A型流感也可以輕輕帶過，這完全根據當事人飲食習慣是否均衡、平日整體健康狀況，以及生活作息規律與否。

加上這些年來全面推廣流感疫苗注射和抗流感藥物的投藥，很多人覺得流感沒什麼大不了，甚至有一點輕忽流感的厲害。然而，千萬要記得感冒病毒是會不斷進化突變以求生存繁衍，生命永遠會尋找出路，長期全面阻擋之後的病毒大突變，是我一直以來擔心的。

沒想到二〇一九年這一次竟然是一個全新的新型冠狀病毒，我的擔心真實發生，讓全人類措手不及。

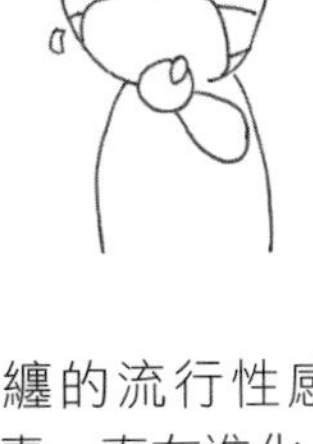

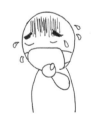

難纏的流行性感冒病毒一直在進化。

02 從流感歷史中記取教訓

認識史上第一次世紀大流感

第一次世紀流行性感冒，就是一九一八年西班牙流感，當時因正值第一次世界大戰，主要參戰國都封鎖新聞，未參戰的西班牙因為大幅報導流行性感冒疫情因此得名。估計全球約二十%的人口感染，死亡人數無從估計約兩千萬至一億人，是全世界有史以來在同一時間內造成最多人死亡的傳染病（瘟疫）。

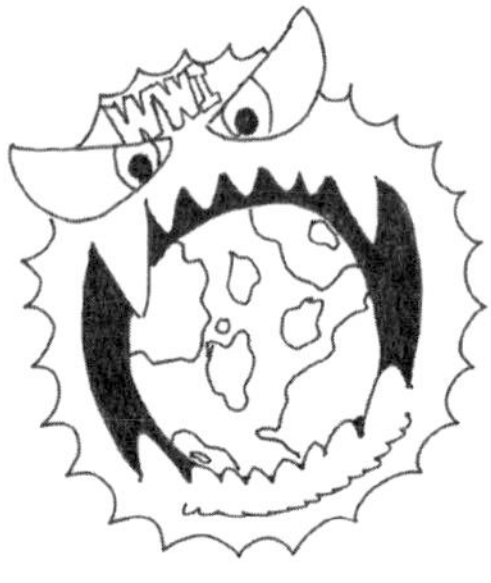

●流感病毒就是多變，還走在流行尖端

當時主要侵犯五歲以下的孩童和七十歲以上的老人，值得注意的是二十到四十歲的青壯年也大量受害。不僅造成勞動力嚴重損失，當時又正值第一次世界大戰，是一個戰火連天的世代，年輕的軍人群聚感染，導致戰力

嚴重損失。

這正是由H1N1新型流感引起的兩次大流行中的第一次，至於第二次則是二〇〇九年H1N1新型流感。

現代人類大規模的研究流行性感冒，就是從這一九一八年大流行後開始的。然而，世界各國無論如何投入大量經費人力，平均十年來一次大流行，一直到一九七六年後成功研發流感疫苗，至今每年大量普及接種，加上抗流感病毒藥物發明，人類才開始放鬆警戒，甚至變得忽視，也有點傲慢了。

但是千萬不要忘記，我們仍是跟著病毒突變演化的屁股走，更要了解流感病毒是RNA病毒的多變性，尤其A型流感具有動物宿主和各種變異亞型，對人類生命健康具有嚴重威脅。

●達爾文進化論，讓感冒成為變健康的助力

我是一個第一線開業的耳鼻喉科醫師，我不僅僅是一個身經百戰的流感戰士，三十一年來我更是診所裡所有突變新型流行性感冒的第二位病人，我不斷調侃自己中了感冒彩券二獎，這也必是耳鼻喉科醫師的宿命。

但是，我從非常害怕被病人傳染感冒到今天勇敢面對學習，我發現到每個人可以藉著感冒得到免疫力，讓自己成為達爾文進化論的贏家。

二〇一九年新型冠狀病毒的大流行，何嘗不就是另外一種大感冒，化阻力為助力，正是四十六億年來地球生命演化的動力，今天我提供自己面對各種呼吸道感染的經驗，就是希望大家一起健康快活到老，何不快哉！

●人類與感冒的戰爭有兩大重點

正確面對，產生抵抗力——做對了自然更能調適，更加健康，變成生命強者。

錯誤面對，降低抵抗力——做錯了逐漸變成溫室裡的小花，容易不堪一擊。

就是做對了、還是做錯了而已，病毒突變是病毒在進化，人類面對新的病毒也要進化，一昧的防堵和預防，怕生病、怕感染，不注重保養和調理，長期下來有沒有可能變成阻礙人類繼續進化的力量，這正是我所擔心的。

反覆感冒併發各種感染讓人變衰老，各種病苦接踵而至，到處求醫。最後併發多重器官衰竭而死亡，無力回天、無可奈何，今天新冠疫情正是最佳寫照。

今天人類已經跟流感正式對抗超過一百年了，請永遠記得即便消滅這一次又一次流感，但還會有千千萬萬次，絕不可掉以輕心。雖然二〇一九年造成全世界恐慌的是新型冠狀病毒（COVID-19），不是流感病毒，但一樣是RNA病毒，甚至多變、更難應付，等於是人類多了一倍（一加一等於二）難纏的病毒感染問題，未來任何人只有自己保持健康、維持良好的免疫力，才能持續面對每年的病毒挑戰。

●病毒進化是為了更適合在地球上生存

人類和病毒都是生命，成功的生命可以繁衍連綿不絕，兩敗俱傷是最笨，也是走向滅絕最快的選擇。

通常突變是沒有方向性的，只有新突變的病毒會不顧一切殺死宿主，缺點是宿主毒死了，病毒自己也得一起死；沒有生命喜歡被消滅。

通常來說，高致死率的突變病毒，最後會走向共生方向，互相利用，我強則病毒弱，我弱則病毒強，衰弱者容易受病毒感染，這是生命定律。幸運的是人類很堅韌，除非極度衰弱，否則不容易失去寶貴生命。

健康的人原本就擁有抵抗病毒的自癒能力，通常感染感冒病毒後一星期左右自然會產生抵抗力，事實上大多數人是不需要吃藥，吃藥主要只是為了緩解症狀而已。

新突變的流感病毒和新型冠狀病毒由於呼吸道症狀嚴重又具有高致死率，想把它們變成健康的助力而非恐怖的阻力，就是要把自己變得更強大，變成達爾文進化論的強者，學習正確的健康觀念加上絕對的執行力，才是最重要的。

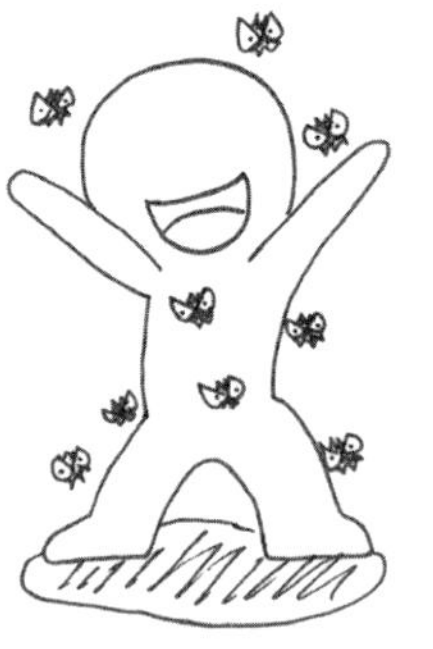

健康的人擁有抵抗病毒的自癒能力。

03

「咳嗽世紀」的名號要獻給新型冠狀病毒

二〇一九年底新型冠狀病毒（COVID-19）的出現，至今僅僅短短一年多蔓延全世界，造成超過一億兩千萬人確診，更奪走超過兩百六十五萬人寶貴的生命，這是宣告全人類出現了一個新的嚴重呼吸道傳染病。

雖然這是地球生命的正常進化過程，但因為會嚴重威脅全人類的生命健康，同時也讓全世界人類生活變了一個樣，所以新型冠狀病毒一定有它厲害的地方！

原來新型冠狀病毒是一個有外套膜的「RNA」病毒，外表圓形有類似皇冠的突起。比較特殊的是，新型冠狀病毒是RNA病毒，因為沒有固定遺傳模板，相當容易突變，包括：流感病毒、愛滋病毒、登革熱病毒、C肝病毒、伊波拉病毒、冠狀病毒都屬於此類，也因此很難研發相對應的疫苗及藥物。

●新冠肺炎再次證實：病毒比病毒學家更聰明

「冠狀病毒之父」的中研院院士賴明詔，鑽研冠狀病毒長達半世紀，他有一段話讓我感同深受，他說：「我常說病毒比病毒學家更聰明，這一次新冠肺炎再次證實的這句話，病毒有更隱密的部分，是人類不曉得的。」

病毒會做出很多讓人想像不到的事情。人類研究冠狀病毒也是一九六〇年代後的事情，分為α、β、γ、δ等四個屬，目前已知可感染人類的冠狀病毒共有七種，都是α、β屬，只會感染哺乳動物，在自然界中以蝙蝠為宿主，兩屬病毒的共祖，應該皆為感染蝙蝠的病毒。

人類從以前就認識它，當時只是一個普通造成感冒、腹瀉的小病毒，曾幾何時二〇〇三年SARS和二〇一二年MERS造成嚴重的呼吸道症狀震撼人類，從此沒有人敢再小覷冠狀病毒。值得慶幸的是，因為SARS、MERS的傳染係數小於一，最後也就自己消失了。

但從這次不一樣了，二〇一九年發生的新型冠狀病毒傳染係數達到二到三之間，這次的傳染力變得更強、更嚴重，代表一個人可以傳染給兩、三

Q 新型冠狀病毒為什麼這麼厲害？

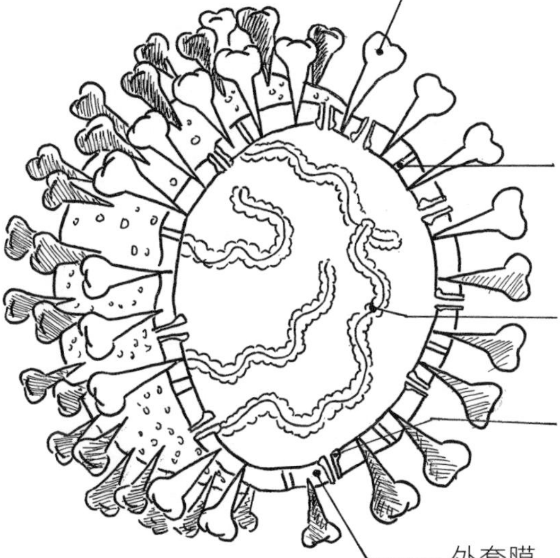

➜ 新型冠狀病毒是 RNA 病毒，基因組大小在 2 萬 6 千到 3 萬 2 千鹼基對之間，是基因規模最大的一類（大約是流感病毒的兩倍）。它可說是從無數各種被感染過的細胞所得來的遺傳物質片段總和體，這麼大的核苷酸量，加速了它的傳染性與多變性，這就是為什麼短期內很難開發出理想疫苗和藥物的真正原因。

個人。

病毒學家發現，病毒的傳染係數超過二的話，就會流行很久很難撲滅，加上新型冠狀病毒一點也不怕熱，到了夏天全球仍然繼續傳染，難怪短短六個月千萬人確診染疫，而且越來越嚴重、越來越快，我相信這個傳染係數絕對是更大的。

這也是我想要再推出一本咳嗽書的動力，就是完成各位現在正閱讀的這本書，最大的目的就是幫助大家渡過難關。

●新型冠狀病毒帶給我們什麼啟示？

如何渡過難關呢？我的建議是：與其天天擔心病毒突變被感染，不如學著自己健康一點、強壯一點，從小地方保護自己盡量避免被感染，萬一即便被感染也可以自我照顧、自我調理，學著如何大病化為小症狀，並進而獲得痊癒。也就是說不要讓病情加重、不要變成重症而難以醫治，建立起正確心態，並擁有最新保健知識，才能毫無恐懼面對多變的病毒，我想這才是最重要的事情。

然而，這次新型冠狀病毒可是帶來全世界人類生命健康的威脅，有沒有背後的意義呢？我想那原因可能是人口暴增、加上都市化開發過度、造成全球暖化，也可能是海洋污染、空氣污染、森林砍伐等等，不論結果如何，都是在告誡人類對地球資源的貪婪掠奪，是不是該停看聽了。當然，大家可以大鳴大放、各自表述！

不妨這麼想，這次的新型冠狀病毒到底給了我們什麼啟示？為什麼今天會出現歷史第一次全面性的影響？接下來，我帶著大家回顧幾次世界知名疫情，例如：過去造成南美馬雅文明毀滅的是西班牙人所帶來的流感；而中世紀倫敦鼠疫雖然嚴重但折損歐洲三分之一人口卻只是局部區域；至於AIDS的出現，則是讓全人類不敢太隨性（但仍是少數人）。

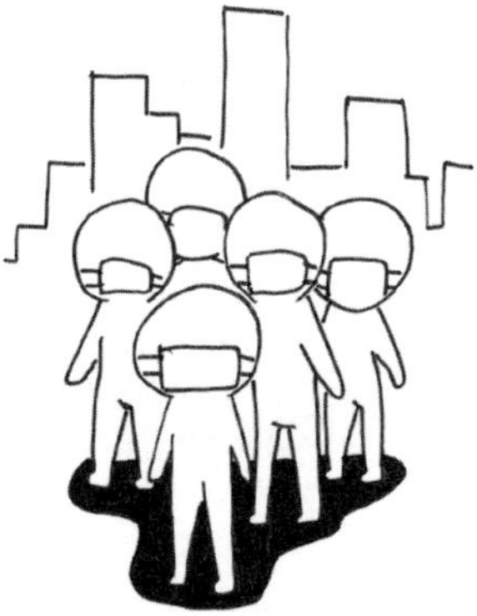

人口爆增、過度開發，
拉近人類與病毒的距離。

04 微細世界主宰著人類的健康與未來

宇宙有太多的秘密，人類是無法解釋、也不容易解開，我們人要進化，病毒細菌也要進化，進化就是基因突變，突變後的任何生命個體，可以讓這個原本不能做的事情，變成可以做得到。

對於病毒細菌而言，可能原本對人類毫無傷害，但是經過基因突變之後，變得能夠輕易在人體內任意繁殖，造成強大的殺傷力，而且有無限的變數可能。而我們身體的免疫系統，每天都在對抗著這些病毒細菌，才能讓我們繼續健康生存在這個地球生態系統中。

●全民無抗體，SARS來襲讓我們吃足了苦頭！

二〇〇三年新發現的一種冠狀病毒，二〇〇三年四月十六日世界衛生組織正式將其命名為「SARS病毒」。因為是新病毒，高傳染力、致死率、

Q 新冠肺炎 VS. SARS，我們學到教訓了嗎？

年份	病毒	致死率	總病件數	總死亡數
2003	SARS	9.6% 致死率	總病件數 **8,096**	總死亡數 **774**
2012	MERS-CoV	34.4% 致死率	總病件數 **2,566**	總死亡數 **882**
2019 2020 2021	COVID-19	2% 致死率	總病件數 **超過 1 億 2 千萬人**	總死亡數 **超過 265 萬人**

➔ 2003 年來勢洶洶的「SARS 病毒」，具高傳染力、高死亡率、沒有疫苗、沒有特效藥、沒有防護準則、沒有治療指引，病患可能會發生肺纖維化，甚至引發呼吸衰竭而導致死亡，全球共計 774 亡。

而這次 2019 年的新型冠狀病毒更是所向披靡，至今已奪走超過 265 多萬人的生命。

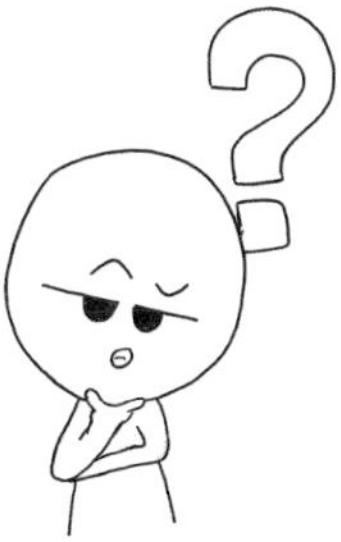

沒有疫苗、也沒有特效藥，沒有防護準則、沒有治療指引，病患可能會發生肺纖維化，甚至引發呼吸衰竭而導致死亡。

主要感染特點為發生瀰漫性肺炎及呼吸衰竭，因較過去所知病毒細菌引起的非典型肺炎嚴重，因此命名為嚴重急性呼吸道症候群（Severe Acute Respiratory Syndrome, SARS）。

根據世界衛生組織統計資料，二〇〇二年十一月一日至二〇〇三年七月三十一日間，全球共發現八千零九十六例SARS可能病例，其中七百七十四例死亡，主要集中於中國、香港、台灣、加拿大及新加坡等國家。因為在全民無抗體的情況下，SARS的確讓我們吃足了苦頭！

●再突變的MERS，是人畜共通傳染的冠狀病毒

二〇一二年的新型冠狀病毒為人畜共通傳染病，但仍未有一致的證據確定MERS（Middle East Respiratory Syndrome Coronavirus [MERS-CoV]，中文名為中東呼吸症候群冠狀病毒感染症）的傳播途徑，可能透過接觸動物（單峰駱駝）、環境或確診病人而受感染。

潛伏期為二至十四天，患者常見的症狀為發燒、咳嗽與呼吸急促、喉嚨痛或胸痛、腹瀉和嘔吐，胸部X光通常會發現肺炎。

MERS如同今天的新型冠狀病毒，重症病患大多具有慢性疾病，如糖尿病、慢性肺病、腎病和免疫力缺陷。患者分布在二十五國，主要流行國為中東（西亞）地區和二〇一五年韓國也有百例病例。

根據WHO統計，MERS全球個案數截至二〇二〇年十二月為止，已有兩千五百六十六名患者，其中有八百八十二人死亡，死亡率約三十五%。

●未知的致病病毒必永無休止，不斷地威脅人類生命

未來未知的致病病毒必永無休止，不斷威脅生命的存續。回顧這幾十年來，至少有三十種新發現的傳染病，新興的傳染病卻從未停歇，舉凡肝炎病毒、愛滋病、狂牛症（牛隻腦海綿體腦炎），以及出血熱（包括伊波拉病毒、漢他病毒，拉薩熱病毒、馬堡病毒、克里米亞剛果熱、裂谷熱等等），還有西尼羅病毒等。而自一九九六年以來最為重要流行傳染病，則是霍亂、

出血熱、流行性感冒和腦脊髓膜炎。

唯一值得慶幸的是，過去這些病毒對人類的威脅，不像今天新型冠狀病毒這麼的嚴重。若是像新冠肺炎的情況一再發生，勢必將改變全世界人類的生活模式，隨意出國旅遊在未來可能就是一個夢了，更別提什麼地球村、地球一日生活圈等願景。

然而我們更不可忘了流感病毒的存在，在二〇二〇年六月三十日，在中國發現了一種可能會導致大流行的新型流感病毒。這個最新發現的流感病毒攜帶者是豬，但卻能感染人類。研究者擔心，該流感病毒可能會進一步變異，變成更容易在人際傳播的病毒，導致全球性大爆發。

由於這次在中國發現的新流感病毒株與二〇〇九年的豬流感相似，但有一些新變化，於是這個新型豬流感病毒被命名為「G4EAH1N1」，實驗室發現可以在人類呼吸道內的細胞中生長和繁殖。

現有的流感疫苗似乎無法抑止新病毒，當然疫苗仍可以根據需要進行調整。這只是告訴我們，其實我們一直面臨新的病原體，還可能是另一個嚴重病毒大流行的來源，絕不能忽視潛在危險的新病毒，未來可能還會有更

Q 為什麼 21 世紀會有這麼多的天災人禍？

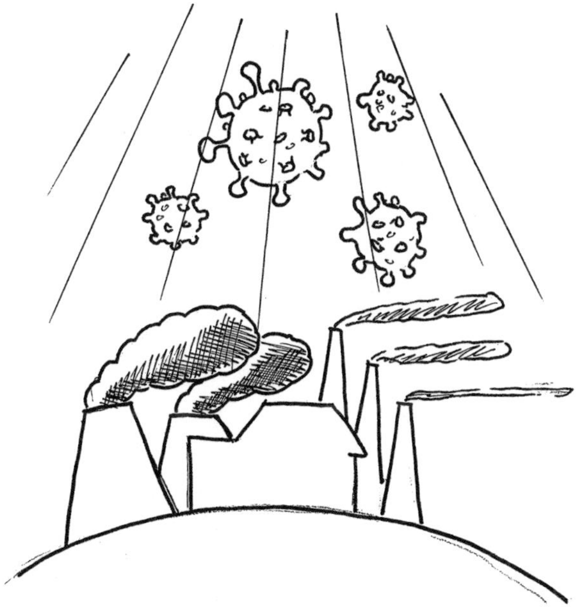

➜ 上天有好生之德，降下一個疫病的時候，通常解藥就在旁邊；但是，隨著環境破壞，解藥常常可能已經被我們破壞了，這可是很多生物學家所擔心的。

多的病毒，甚至超級細菌問題也會因為抗藥性而越來越嚴重。

然而，今天二十一世紀會有這麼多的天災人禍？值得人類警醒！

因為人類無限慾望帶來的貪婪，使得環境破壞越來越大，稍微舉例即知，如：南亞跟南美的熱帶雨林拚命砍伐，每年砍掉一個台灣的森林面積，種植經濟作物和畜牧養殖，破壞了我們人類的天然藥庫……，空氣污染越來越厲害加上全球暖化造成南北極冰帽融冰，釋放幾百萬年來深埋在冰帽裡面的古老病毒細菌；這可是會讓我們人類未來找不到解藥，只會面臨更多的天災人禍。

上天有好生之德，降下一個疫病的時候，通常解藥就在旁邊；但是，隨著環境破壞，解藥常常可能已經被我們破壞了，這可是很多生物學家所擔心的。

我常常告訴病人，在演講的時候也一定會講，人類真的很渺小，宇宙奧秘我們可能參透不超過一%。以自己為例，隨著年齡增長，今年已六十四歲了，臨床經驗無論如何豐富，永遠會有更多的病患讓我參不透治療的方法。

2

PART

呼吸道拉警報：

頭痛、喉嚨痛、流鼻涕、發燒、疲倦、咳嗽、喘鳴

01 感冒病毒是人類永無止盡的戰爭

誠如大家所知，呼吸道分為上呼吸道和下呼吸道，上呼吸道從鼻孔至聲帶入口包括：鼻腔、鼻竇、鼻咽腔、口腔、下咽腔；下呼吸道就是肺部，包括主氣管、支氣管、細支氣管、肺泡及所有肺臟組織。

因此，所謂呼吸道感染，主要原因就是你的呼吸道被病毒和細菌，甚至黴菌感染以後產生的發炎症狀。

感冒病毒多達二百種且不斷突變中

感冒主要是侵犯上呼吸道，通常就是病毒感染後開始產生的上呼吸道急性症狀，大約有一百五十多種到二百種病毒會引發感冒的症狀，其中包括新型冠狀毒病這個狠角色，而且正繼續不斷的突變增加新的亞種，令我們驚心動魄。

三十八年的臨床經驗讓我注意到，感冒病毒必然都會突變，無論你今天是接種疫苗或者是因為感染對某一種感冒病毒產生免疫力，也無法保證以後就此不再受其感染；也就是說，這是人類與感冒病毒之間永無止盡的戰爭。

然而不僅僅如此，常常病毒感染後，一大堆致病細菌將如影隨形，而這些細菌還真是五花八門，常常出人意料之外。

我個人早在二〇一五年時，就做了八十六名病人的臨床細菌培養報告，主要最常見的依序是克列伯氏肺炎桿菌（十三例）、金黃色葡萄球菌（十例）、肺炎鏈球菌（九例）、大腸桿菌（六例）、超級細菌抗藥性金黃色葡萄球菌（四例）、β-溶血性鏈球菌（三例）、綠膿桿菌（三例）、卡他莫拉克氏菌（三例）等等。

其中，最讓我擔心的就是抗藥性金黃色葡萄球菌竟有四例之多，代表著台灣

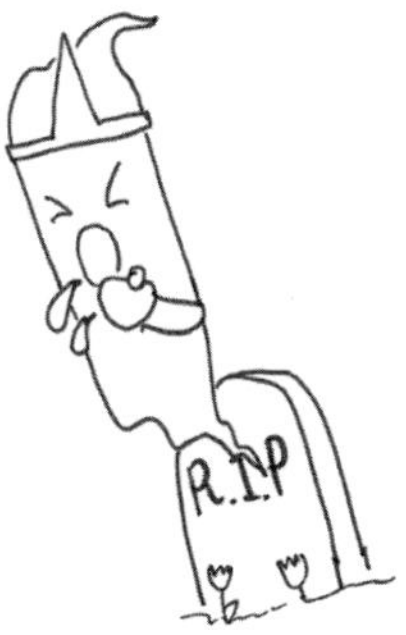

任何感冒輕忽不得，可是會致命的！

病人抗生素濫用的問題嚴重，我們不僅要擔心流感和新冠病毒突變的問題，更是要擔心沒有藥可用的問題。尤其，超級細菌的問題變得好嚴重、至今可是越來越頻繁，常常出現在新檢測的病人報告上，怎麼辦？

●一般感冒和流行性感冒的症狀

一般感冒病毒的症狀，無非就是頭痛頭昏、喉嚨痛、發燒、打噴嚏、鼻塞、流鼻水、全身倦怠無力、注意力不集中、食慾不振等等為主，通常都不會太嚴重。

因此，一般感冒只要多休息幾天、多補充溫暖水分、做好隔離戴好口罩加上勤洗手，避免二次細菌感染，通常會在一至二週內自癒。由於我們人類早已習慣這些病毒抗原的感染，抗體常常五天至一個禮拜就產生了，身體就自動痊癒了。

流行性感冒就不一樣了，比起一般感冒就像猛爆型加強版，一般感冒是兩、三天漸漸嚴重，流行性感冒病情進展非常迅速，發高燒和所有嚴重的感冒症狀部分或全部出現，都可能在一兩天內就達標。

Q 流感與一般感冒有何不同？

流感 全身性症狀	項目	感冒 呼吸道局部性症狀
流感病毒	致病原	鼻病毒、腺病毒、 呼吸道融合病毒等
全身性	影響範圍	呼吸道局部症狀
突發性	發病速度	突發／漸進性
喉嚨痛、倦怠、 肌肉痠痛	臨床症狀	喉嚨痛、噴嚏、 鼻塞
高燒 3~4 天	發燒	發燒 1~3 天
嚴重、 無法工作 / 上班	病情	較輕微
約 1~2 週	病程	約 2~5 天
中耳炎、鼻竇炎 肺炎、心肌炎	併發症	少見 （中耳炎或其他）
冬季多	流行期間	春秋冬季
高傳染性	傳染性	傳染性不一

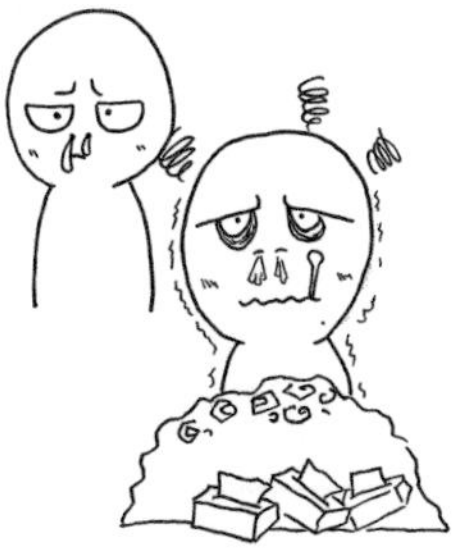

流行性感冒的病人通常從外表就看的出來，初期時病人的表情痛苦、臉色漲紅、呼吸急促、全身肌肉痠痛，甚至發高燒。其實不一定要做流感快篩，但我還是會盡量做流感快篩，幫自己背書，也讓病人了解自己真的得了流感，要請假、要隔離、要戴口罩，因為得了流感幾乎所有的病人兩個禮拜左右才會感覺痊癒，一定要好好小心調養兩個禮拜。

要多休息、多補充溫暖水份，記得比平日少一點的進食量，要輕烹調各種營養好消化的食物，七分飽即可，可讓腸胃負擔減少，也容易好好消化。如此一來，占人體七十%免疫細胞的腸胃系統能更有效保持良好免疫力對抗病毒，不然就要小心二次細菌感染幾乎是如影隨形，例如：鼻竇炎和支氣管炎甚至肺炎（下呼吸道感染），那可是有機會奪走我們寶貴生命的。

●肺炎位居國人十大死因第三位

一般感冒是上呼吸道感染，肺炎則是下呼吸道（氣管、支氣管與肺臟組織）被病毒與細菌、甚至黴菌感染，剛開始症狀不明顯，有點像上呼吸道感染，會發燒、咳嗽、疲倦沒精神、有點喘而已，因此很容易忽略嚴重性，而這個

感冒容易引發細菌感染

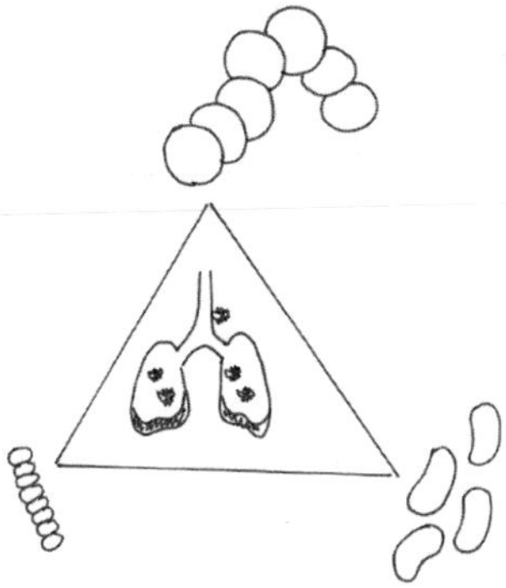

➔ 感冒以後身體的免疫壓力加大，一兩天後容易合併二次細菌感染引發肺部的症狀，這些細菌包括：黴漿菌、鏈球菌、肺炎鏈球菌、綠膿桿菌等等。

時候病毒正在大量複製繁殖。如果沒有好好休息保持體力，補充正確營養素，三至五天後就會發展成嚴重的肺炎症狀，新冠肺炎正是最佳寫照。

肺炎可是位居目前國人十大死因第三位。肺炎主要症狀為發熱畏寒、咳嗽、咳（黃）痰、嚴重會咳血、噁心、嘔吐、胸悶痛、呼吸急促心跳加速，甚至出現呼吸困難，會出現肺部浸潤現象，危急時可是會被送進呼吸道加護病房，嚴重的甚至要插管加呼吸器，如果病人還有意識，可以想見這會有多痛苦嗎？

容易反覆肺炎患者，包括：慢性阻塞性肺病、睡眠呼吸中止症等，或是嚴重流感肺炎，以及令人聞之喪膽的冠狀病毒肺炎（包括SARS、MERS、COVID-19）則容易傷害肺部組織，留下肺纖維化的後遺症，那往後一輩子恐怕就會呼吸急促而呈缺氧狀態度日了。

今天，新型冠狀病毒肆虐全球，而且突變警訊一直發布，即便疫苗問世，能否追上突變腳步恐有疑慮，未來大家面臨嚴重呼吸道感染威脅甚至肺炎的風險，勢必大大提高。

大家都怕會得肺炎，但全面隔離絕對是短期的方法，唯有好好提升自己的免疫力，不僅避免自己感染發病，也不容易演變成重症；加上萬一不小心得肺炎要如何自我應對，拯救自己渡過難關，這點絕對是新型冠狀病毒肆虐下，未來的一個重要健康課題。

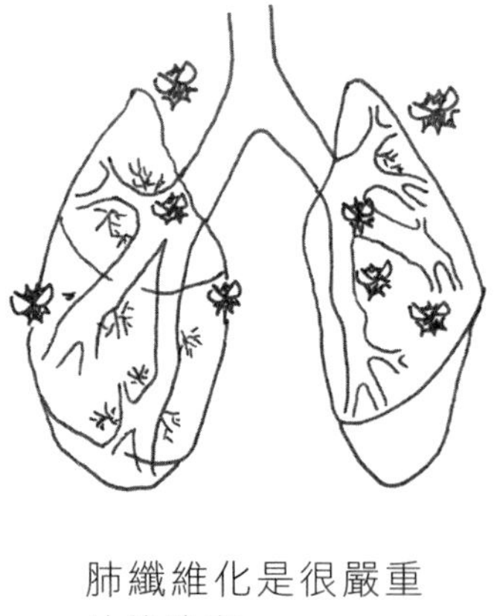

肺纖維化是很嚴重的後遺症。

02 呼吸道健康，才能夠讓我們好好呼吸

所謂健康的呼吸道，就是讓我們能夠好好的呼吸，吸入氧氣，呼出二氧化碳。

所有健康的人都認為這是多麼正常的事情，但是如果曾看過任何吸不到空氣的嚴重呼吸道疾患（或症狀）病人，就可以了解那種空氣飢餓感是多麼的恐怖。因為無論再怎麼用力呼吸，空氣就是吸不進肺部，其原因不論是任何慢性發炎造成阻塞和肺纖維化，或者是急性過敏氣喘、感染性氣管支氣管發炎是或是肺積水……，都會帶來無比震撼。

年輕醫師時的我，就發願這樣的情況千萬不要發生在自己身上。當時只知道自己要保持健康就不會發生，但是並不清楚要怎麼保持健康，那可是一連串的學問，需要學習與實踐。

Q 守護呼吸道，站哪裡才對？

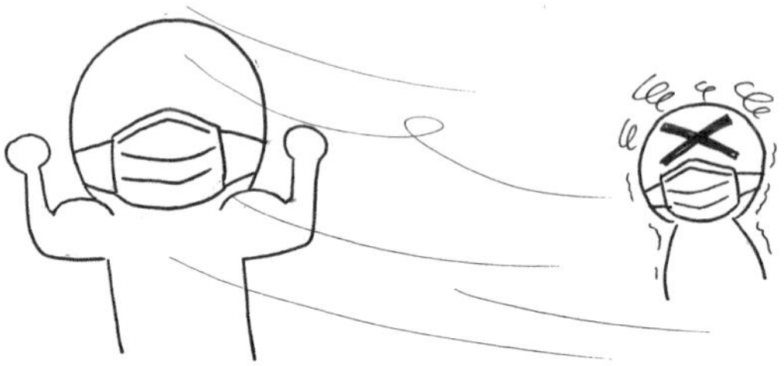

➔ 防疫期間健康的人要處在上風處，這樣才不會被人傳染。

➔ 防疫期間生病的人要處在下風處，這樣才會減少傳染人。

● 大部分呼吸道疾病是因為傳染而來

耳鼻喉科是感染科，大部分的病人來源是因為感染了病毒細菌跟黴菌，引發免疫反應身體不舒服而來求診的。二〇二〇年從年初因為新型冠狀病毒的全球大流行開始的全民防疫，我從自己的耳鼻喉科門診，就可以發現到每週因為呼吸道感染病人看診數逐月下滑，越來越少，最高減少幅度達到九十%以上，同時因為戴口罩，過敏病人同樣也減少九成以上。

這個事實告訴我們，未來不想有任何呼吸道感染疾病，就是好好戴口罩，尤其是回家後每個人戴口罩加上保持社交距離，是可以有效防範被別人傳染的。

羅醫師的醫方小講堂

三十一歲親身經歷肺炎的震撼教育

我在開業的第二年（三十歲出頭），年紀輕輕就因流感併發綠膿桿菌肺炎，那種疲倦感加上缺氧會咳喘，發燒全身肌肉痠痛，咳濃痰且很難咳出來，常常咳到胸痛胸悶。

幸好送去痰液細菌檢查培養出的綠膿桿菌，有藥物可治療，於是我整整休養了兩個禮拜，才慢慢脫離那可怕的呼吸困難和咳喘症狀，這是我的耳鼻喉科醫師生涯第一次震撼教育，也是我第一次深刻感受到許多宗教書籍上寫的，當生命結束前會出現的不想抵抗又祥和的感覺。

恢復健康之後，開始警惕自己、也開始認真注意自己的健康，同時加強注意防範被病人飛沫傳染。但是畢竟是三十年前，醫師不多，病人可是認為醫生是神，醫生哪會感冒！也沒有人戴口罩，因此雖然自己一定有戴口罩、有飲食保養、有補充維生素，但仍不清楚真正有效的防護與保養方法，所以我依然每年都當自己診所的第二位流感病人，循環不已繼續痛苦下去。

當時診所的通風並不好，只靠口罩防護效果當然不好，也不完全清楚該怎麼吃才是最正確，而維生素的知識也相當貧乏，並不了解維生素要吃什麼、要怎麼吃，才是有效的！這些通通都是學問。經歷了三十一年的開業生涯，終於明白什麼才是正確有效的。

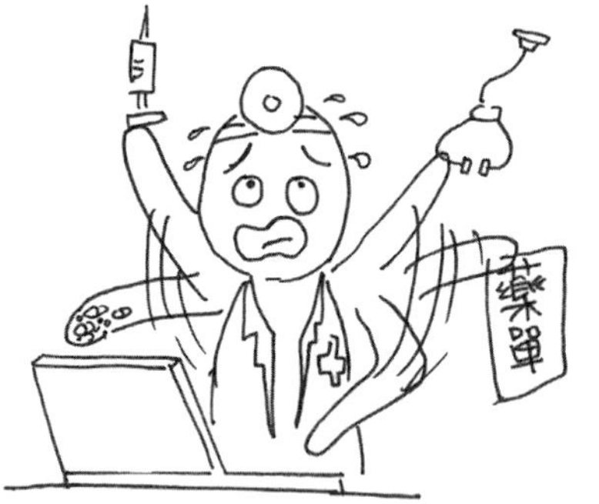

身為醫生更必須注意自身健康。

03 咳嗽原因，追追追！

咳嗽是我們身體為了清除氣管分泌物、膿液、血液，甚至唾液、湯汁、逆流胃酸與任何煙霧微塵種種異物的保護反應，不但是保護呼吸道的必要反射動作，更是一個防禦機制。

當呼吸道受到這些外在的刺激，會將訊息傳到腦部的咳嗽中樞，於是產生咳嗽反射。人體一旦開始咳嗽，就需要分析所有相關的症狀，找出原因，並正確治療、好好調理，慢慢恢復健康。如果病情延宕，久咳不癒可能會造成支氣管慢性發炎、腫脹或阻塞，甚至肺纖維化，那就危及生命了。

只是，我們醫學教科書雖然詳細寫著密密麻麻的咳嗽原因，可是很多病人無論怎麼去看病、怎麼吃藥，就是不會好。醫生真的怕治咳，因為只要開始咳嗽常常就沒完沒了！那麼，咳嗽到底藏著什麼秘密呢？

感染、空污、鼻涕倒流、抽菸，都可能造成咳嗽

會造成咳嗽的原因真的很多，氣管以下任何感染與分泌物、任何殘屑固體或液體異物都會引起，包括：感冒病毒和細菌感染、任何種類空氣污染、氣喘發作氣管分泌物刺激、鼻水鼻涕倒流和胃食道逆流，以至於聲帶和氣管有任何異物吸入、高血壓藥物副作用，以及老菸槍和礦工慢性阻塞性肺病，加上肺部腫瘤等等也要一併留意。

如果是急性咳嗽，主因是由任何一種感冒啟動整個發炎機制引起。許多病人問我，為什麼一樣被同一種感冒病毒感染時，有人會咳嗽，有人卻不會呢？是不是好奇怪？

其實這是有原因的，而也可以就此推斷當時患者健康狀態好不好的簡單評斷標準。

三十八年的臨床經驗告訴我，以一個

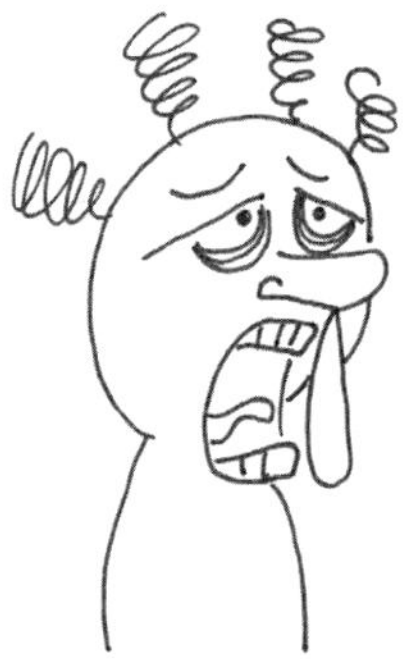

咳嗽的原因百種，鼻涕倒流也是原因之一。

Q 為什麼感冒了，有人會咳嗽、而有人不會咳嗽？

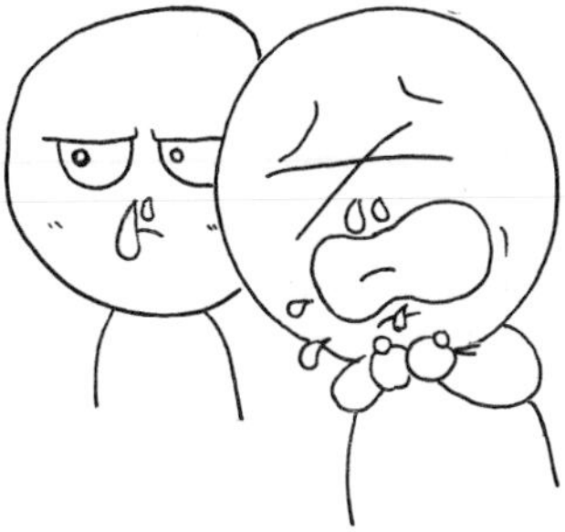

➔ 咳嗽病多半是感冒加上原本無症狀細菌感染有關，而感冒只是一個啟動咳嗽的開關。尤其，健康良好的少數感冒病人，常常兩三天之後就大幅好轉，是不會有咳嗽症狀的。

人正常健康的呼吸道來說，感冒時是不容易有咳嗽症狀的，但由於多數人的呼吸道原本就潛伏著許多咳嗽致病菌，感冒造成的免疫壓力讓病菌有機會大量繁殖，進而導致支氣管發炎、開始咳嗽、有痰等等症狀。

我們的身體始終處在一個免疫恐怖平衡的狀態，感冒時引發的咳嗽越嚴重，通常代表我們的健康越需要保養了。

下筆至今，全球已經一億多萬人感染新冠病毒了，大家有沒有發現到絕大部分的重症病人都是老、弱、胖、三高、癌症和長期慢性病病人。這樣的警訊提醒我們，想要活到老、健康到老，尤其是老人們一定要保持健康並保護自己，而誠如我先前說過，這正是我寫這本書的真正動機。

感冒就是啟動咳嗽的開關

我的臨床經驗最新的結論是：咳嗽症狀多半是感冒加上原本無症狀細菌感染有關，這個感冒就是一個啟動咳嗽的開關。

我們的呼吸道可能存在著四百五十種到六百種細菌，平常健康的時候免疫力會保護我們，讓我們不知道它們的存在，一旦當我們被任何感冒病毒感染後，病毒在體內開始複製繁殖，免疫壓力大幅度上升，萬一擋不住開始發病，產生感冒與各種感染症狀，通常侷限在我們的上呼吸道，開始腫脹發炎，症狀以鼻塞、鼻水（涕）、喉嚨痛、頭痛、發燒、全身無力為主。

少數健康良好的感冒病人，常常兩三天之後就明顯好轉，是不會有咳嗽症狀的。然而，多數病人則會在感冒後兩三天支氣管發炎了，就開始咳嗽。特殊的是，大部分咳嗽原因是支氣管被黴漿菌感染到引發的，而黴漿菌是一個從恐龍時代至今成功繁衍不息的古老細菌，是我十四年來從高倍顯像顯微鏡發現的鐵證。

感冒病毒引發自身免疫反應，讓黴漿菌有機會趁機大量繁殖。如果沒有正確的診斷加上正確的治療與正確的保養，輕症就是變成慢性咳嗽，重症患者再併發更多細菌感染，例如：肺炎鏈球菌、金黃色葡萄球菌、綠膿桿菌等等，開始嚴重咳喘有黃綠膿痰，容易病情惡化成肺炎、肺浸潤、肺纖維化、阻塞性肺炎等。

至於流感病毒和目前的新型冠狀病毒感染，造成的免疫衝擊過大，是直接引發支氣管黏膜發炎腫脹，會馬上出現咳嗽的症狀，同時身體潛藏的所有細菌趁勢發動攻擊，快速合併肺部二次細菌感染。

事實的真相是，無論大小感冒，造成咳嗽最常見的主力細菌軍就是黴漿菌，再加上各種二次感染，重症會嚴重者造成肺炎肺浸潤，直接危及生命，我在第二章會詳細解說。

04 咳嗽大多是支氣管感染惹的禍

急性氣喘造成氣管大量分泌物，容易誘發咳嗽；另外，不論何種大中小微粒與吸入化學刺激異物等，都不應該出現在氣管內，不然很容易引發咳嗽。除了上述這兩大類情況之外，絕大多數會引起咳嗽的原因，無論急性、亞急性和慢性咳嗽都是支氣管感染惹的禍，幾乎都是因為感冒以後引發各種二次細菌感染。

一般感冒通常只侵犯上呼吸道黏膜系統，症狀侷限在口鼻咽喉部位為主，不會有咳嗽症狀，但感冒病毒越強，尤其像是流感病毒和新型冠狀病毒最厲害，造成呼吸道黏膜發炎，甚至蔓延下呼吸道，也就是所謂的支氣管、細支氣管和肺臟組織發炎了，於是就直接引起各種輕重咳嗽症狀。

感冒時身體的免疫壓力加大，容易在一兩天後合併二次細菌感染，引發肺部的症狀，這些細菌包括：黴漿菌、鏈球菌、肺炎鏈球菌、克列伯氏肺炎桿菌、綠膿桿菌、退伍軍人菌甚至肺結核菌等，以及我在臨床上最常見的急慢性咳嗽原因，就是黴漿菌感染。

感染黴漿菌的典型症狀是感冒、鼻塞、流鼻水、發燒，兩三天後喉嚨痛咳嗽症狀開始出現，然後不咳則已，一咳咳了一兩個禮拜以上，常常很難治癒。這種情況在感冒期間每天上演，很多病人就這樣從此斷斷續續咳嗽，咳了幾十年也找遍天下名醫，就是不得其解。

● 胃食道逆流和鼻涕倒流只會卡痰嗆咳，不是咳嗽！

我從來都不認同胃食道逆流、鼻涕倒流、慢性咽喉炎等會直接造成明顯的咳嗽症狀，但絕對會加重當支氣管發炎時的咳嗽症狀倒卻是事實。因為胃酸逆流或是鼻涕倒流會刺激到支氣管，必然會促使支氣管發炎腫脹，是幫兇不是主嫌，主因還是造成支氣管發炎的細菌與病毒。

大多數這族群患者在我問診後發現，皆在某一天一次感冒後開始出現咳嗽症狀，之後就幾個月甚至幾年都沒有好。這麼多年來，我發現這些病人只要給他好好調理腸胃，咳嗽就大為緩解，甚至就不再犯咳嗽了。

遠離胃食道逆流等咳嗽的第一步，就是先停用所有控制腸胃症狀的西藥，我改只給予消炎酵素、維生素跟益生菌，一定要求他們溫暖飲食（包括中醫食補），不吃寒涼甜食和三白食物（白飯、白麵條、白麵包），永遠七分飽讓胃腸得到休息。

神奇的事就這麼發生了，短短的三天後，超過一半的病人回診時告訴我，「羅醫師你到底開了什麼藥，怎麼這麼有效！一點不舒服的副作用都沒有。」我一點也不誇大，就是照實轉述患者的話而已。

也就是說，胃食道逆流、鼻涕倒流、慢性咽喉炎，造成的什麼喉嚨卡卡、異物感、喉嚨乾癢想咳，幾乎都是飲食錯誤，主要是吃太多的澱粉食物和甜食，造成的消化系統慢性發炎，引發周邊呼吸系統些許症狀，只有恢復消化系統的健康，

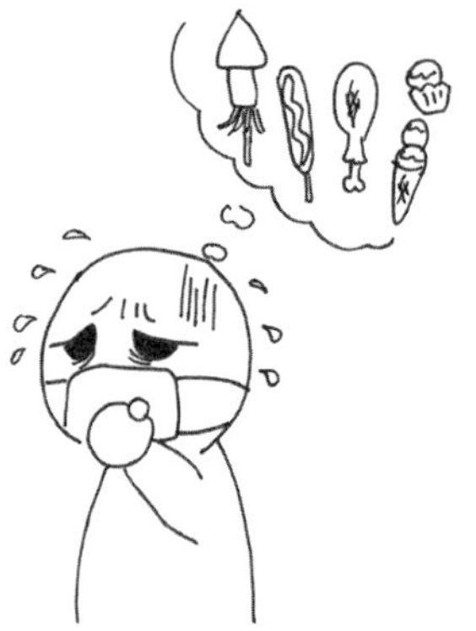

感冒久了變大病，小心「吃錯食物病」。

才能完全康復，因為七十%的免疫細胞都集中在腸胃系統，腸胃健康，免疫力自然就健康強大，當然就恢復健康了。

咳嗽不是過敏，咳嗽大多數是感染病！

咳嗽是呼吸道疾病最重要的症狀，咳嗽為什麼會傳染？因為咳嗽絕大多數是感染病，所以當然會傳染。

然而門診常見很多久咳不癒的病人，常常因為被當成過敏治療，長期吃藥止癢鎮咳不得其解，如果能了解這樣的慢性咳嗽不癒其實是因為感染，尤其是黴漿菌為最主要感染源，在治療的同時讓患者了解，他們是因為飲食結構錯誤、欠缺運動，造成身體虛弱濕寒，在某次感冒後觸發咳嗽，變成一發不可收拾而無法完全痊癒的慢性咳嗽症狀。

在診間我總是不厭其煩地解說，因為唯有了解之後，患者才會願意配合大幅度飲食改善，減少澱粉、多吃行氣活血辛香類與溫性蔬菜類。加上適量燉補來溫補元氣，並且每天多做運動與伸展拉筋通經活絡，幾乎都在服藥後兩三星期就歡喜痊癒。

也因為一再的印證，我可以確定絕大多數咳嗽不是過敏而是感染造成的症狀，治療上要從感染著手，照護上則要從保健腸胃增強免疫力使勁，就可以輕鬆幫助病人。

●咳嗽一定要看病嗎？一定要吃藥嗎？

咳嗽要不要看病呢？嚴重咳嗽當然要看病！但我相信全世界只有台灣人因為看病太便宜又方便，才會一咳嗽就來看病，既然來看病了，當然就會開藥領藥吃藥！

雖然小小的咳嗽，吃點鎮咳止咳止癢藥，絕大部分是不會怎樣的，但會咳嗽就代表氣管有發炎、也有分泌物了，只因為多半初期不嚴重，加上大部分人免疫力依然保持良好，發揮作用，吃不吃藥影響並不大。

我個人是不建議輕微的咳嗽需要看病（當然今天大家在新型冠狀病毒威脅下是個例外）最需要的應該是自我保持社交隔離、好好帶口罩、多喝兩杯熱開水、多喝兩杯熱（茶、花草茶）飲、多喝兩碗營養熱湯、多吃行氣活血的辛香蔬菜料理，加上多休息、不熬夜、不應酬，才是真理。

再次提醒大家的是，開始咳嗽的前面三、五天是病毒細菌增生期，好好保養絕對不要從輕症變成重症狀，同時記得，所有造成咳嗽的感染病程至少是兩個星期，也就是必須要休養兩個星期，才會完全治癒。如果是嚴重咳嗽，當然要趕快來看病，趕快檢查是什麼原因才能對症下藥。

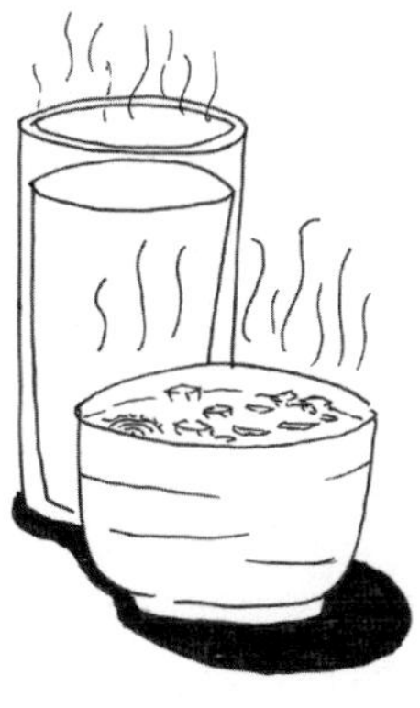

咳嗽時多喝熱水、熱茶、多吃營養熱湯。

05 感冒藥別亂吃

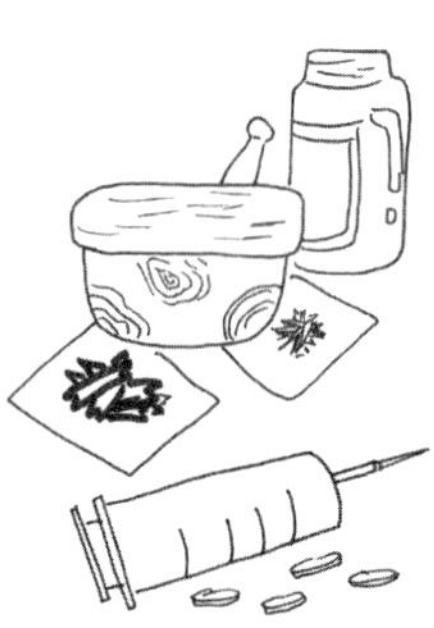

今天除了專門治療流行性感冒的抗流感藥物——克流感、樂瑞莎和針劑型瑞貝塔以外，這個世上其實沒有所謂的感冒藥，感冒藥其實只是症狀治療藥物的另一個名稱。

所以，感冒藥到底是什麼呢？無非就是止痛藥、退燒藥、止鼻涕鼻水藥、止打噴嚏藥、鎮咳藥、化痰祛咳藥、各種胃腸不舒服的症狀藥，還有因為二次細菌感染的抗生素，再加上最有效、最具爭議話題的類固醇，是絕大多數感冒藥的可能內容物。

●你知不知道自己在吃什麼感冒藥？

這些所謂的感冒藥雖然能夠抑制、舒緩、解除症狀，我個人也認為短期少量適量的使用副作用小，可以幫助病人渡過難關，當然占有不小的地位

Q 感冒、頭痛及喉嚨痛，一定要吃藥嗎？

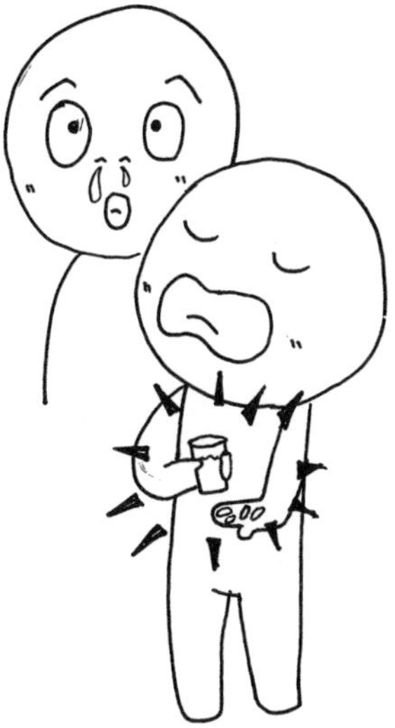

➔ 吃感冒藥的好處是有助於緩解症狀、減少痛苦、拒絕休息，不過壞處是等於直接壓抑身體免疫系統，增加二次感染的機率。

頭痛、喉嚨痛的止痛退燒藥，盡量不要吃，除非痛到受不了或發高燒超過 38.5 度，而且是有效果後就立刻停用止痛藥。

和重要性。

但是，今天在實際醫療現場衍變成醫病雙方認知的主要治療方法，主因是病人急著治療症狀，醫師怕風險也不敢不開藥，這絕對是一個惡性循環。尤其在健保制度下的醫生，當然大多順應患者期待給藥。

我個人非常不贊同的是習慣吃藥這件事，因為所有的藥物都有很多的副作用，最主要的副作用都是免疫力降低，而吃藥期間在體內繁殖的感冒病毒，對人體所造成的生理反應是會一直持續者。況且，真的很多病人因為經常感冒、經常看病吃藥、或到藥局買成藥，無形中變成慢性病而不自知！

●其實感冒藥不用吃，絕大多數是多吃了！

每年秋末冬初的時候，各種感冒的廣告就出籠了，把感冒這件事講得如此簡單，就是只要吃一顆藥，馬上消除症狀、感冒遠離、恢復精神，而且大多數的人也都被洗腦了。

今天感冒不舒服了，但是要上課上班，甚至還有人要出國，怕發燒被拒絕出入境而特別來診所看診拿藥，要求一定要馬上有效、不能發燒……，這些治病亂象早就行之有年。

在一般的情況而言，只要不是流感或者是今天的新型冠狀病毒，絕大多數是不會製造社群感染危及生命的問題，因為多數的感冒無論你有沒有吃藥控制對抗，還是會痊癒也不會致命。

當然，吃藥的好處是有助於緩解症狀、減少痛苦、拒絕休息，不過壞處是等於直接強壓抑身體免疫系統，當免疫力降低時，就增加二次感染的機率。我很常講，人類真夠耐操！我在門診看著好多好多病人狠操身體不休息，真奇怪！大不了他們只是多吃了幾天藥，感冒還是會痊癒。

我開業三十一年了，這些病人事實上是有付出代價的，很明顯的就是加速生命蠟燭的燃燒而已，隔個幾年就可以看到這位當事人身心迅速的老化，不是肝膽腸胃問題、就是各種慢性病纏身。什麼雄心壯志！什麼遠大前程！在他們的身

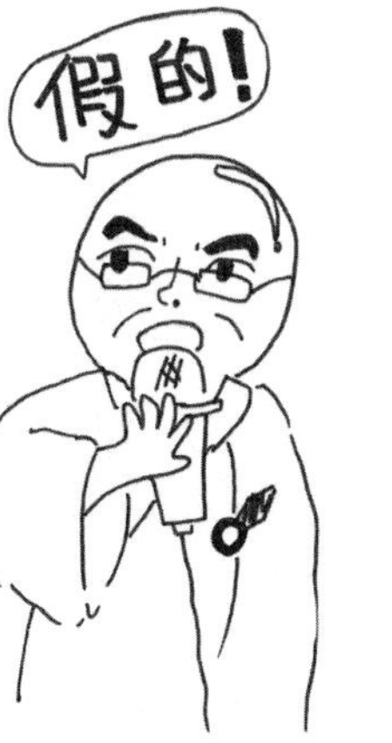

感冒藥其實不存在，其用途在於緩解症狀而已。

上再也看不到了，在我面前出現的只是一位虛弱萎靡的病人，我自己能不警惕嗎？

可是，我們的醫療環境系統依然如故，因為這是最方便簡單而廉價的方法。然而，憑我自己之力無法改變大環境。

這也就是為什麼今天的我只能做到一點，就是幫助病人盡量做出正確診斷，雖然我也會開藥，但是做好衛教就能少用藥，並建議大家感冒時多用保健食品、各種維生素和執行良好生活作息的真正原因。

●與其吃止痛藥，更應該找出病因

一般來說，解熱鎮痛劑和非類固醇止痛藥是感冒時發燒或疼痛常用的兩類藥物，也常被泛稱「止痛藥」。

痛可以是急性發炎的主要症狀紅腫熱痛之一，也可能與慢性發炎和主觀感受有關，止痛藥正常劑量適量吃是不會有什麼不適，甚至還會覺得很有效果、很舒服；因為少量的藥物毒肝腎可以解除，不至於造成明顯副作用，這也就是為什麼各種止痛藥的廣告會以此大作文章。

對於各種頭痛、喉嚨痛之所以大打元氣牌（即廣告都是在拍服藥後立即有效，可以繼續工作、上學）的原因，播出一次兩次三次到無數次的重複廣告，一定會帶動全民的用藥風向和習慣，可是止痛藥的副作用終究還是會傷肝、傷腎、併隨傷胃！當然！這些副作用在廣告台詞是不會清楚告訴

羅醫師的醫方小講堂

只有克流感才能真正稱作感冒藥？

克流感（即抗流感藥物）二十年來，是讓人類越來越不怕流行性感冒最偉大的發明，簡單而言它是真正阻斷流感病毒的複製，在診斷後盡早使用，可以讓流感症狀在兩三天內消失無蹤，只要記得連續使用五，天加上好好的保養身體兩個禮拜，吃溫喝暖，少去公共場合戴好口罩，幾乎全部會痊癒，是名正言順真正的感冒藥。

今天所有的醫藥學家通通埋頭苦幹開發抗新型冠狀病毒藥物，就是這個道理，只是新型冠狀病毒的RNA排序是流感病毒的兩倍之大，可想而知其困難度就絕不只是兩倍而已。

你的，更不會告訴你生病時，最重要的是要把疼痛的原因快點找出來。結果就是大家先吃止痛藥當作有治療，至於正規治療之後再說吧。

有需求就有供給，藥師和醫師自然也無法置身事外，在開藥前建議一定要審慎開立處方。我個人對於開立止痛藥都採取另外單獨處方，會特別交代除非痛到受不了，痛到想哭，發高燒超過三十八．五度，否則就盡量不要吃，而且有效就立刻停用止痛藥。

一般人想要緩解感冒時的各種疼痛，建議首先要先補充溫暖的水分，多吃抗氧化、抗發炎的營養品：包括各種酵素製品、維生素C、各種新鮮豐富的辛香蔬菜（香菜、蔥花、芹菜、嫩薑）湯品，同時我也會要求病人多自我按摩頭肩頸痛點。

我很推薦按壓頭頸背兩側的任何疼痛點、太陽穴、風池穴、天柱穴、風府穴等等，以及拇指和食指兩指中間的易痛點，也就是合谷穴，這些都是有效的。另外，還有臉部用熱毛巾熱敷、雙掌搓揉臉部及肩頸部位，也相當有效。最好是洗個澡，尤其蒸氣浴最好，當然好好睡個覺休息放鬆才是最重要的。

九成的病其實不用吃藥，因為九成的病痛都是生活飲食習慣不正常造成的，即便已經生病了，如果能夠痛定思痛改正不良生活飲食習慣，只要能確實做到，這個病痛大部分還是會自己修復的，所以才會說九成的病其實不用吃藥。

●許多狀況仍是需要服用抗生素的？

什麼情況我們需要用抗生素呢？就是危害生命健康安全時。我常常在門診跟病人講，抗生素不是敵人，但也絕不是朋友！審慎使用抗生素是可以讓我們保持健康到老、多樂活幾年的。

許多人平時是多麼的堅持拒絕抗生素，但是一旦真遇上細菌感染，當那感染讓你畏寒、發燒、肌肉痠痛、頭痛欲裂，甚至喘息困難時，這時候抗生素就是救命藥。我個人在臨床上，

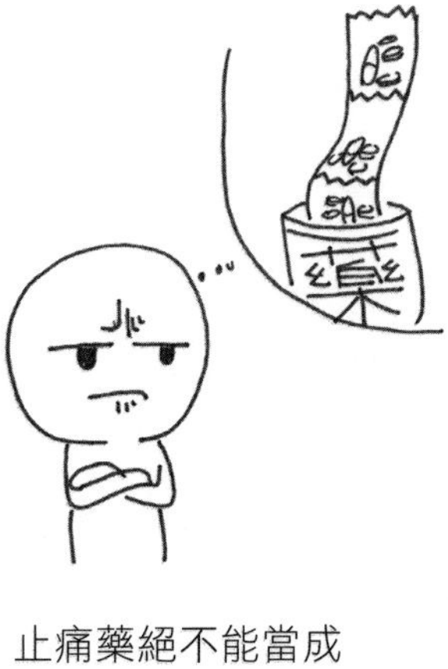

止痛藥絕不能當成正規治療。

當感染造成一個人嚴重疼痛、發燒、腫脹、全身痠痛時，仍尚未見過挑戰自己生命的病人。

很多很多的細菌，包括致病菌，其實都常存在我們的鼻腔口腔內，是因為我們平常都保持良好的免疫系統功能，讓它們雖然存在但無法傷害我們。雖然至今我沒有看過新型冠狀病毒的病人，但是感冒病人會引起二次細菌感染無庸置疑。二〇〇三年的SARS和流感併肺炎的病人，就是因為使用抗生素才能降低致死率。

抗生素盤尼西林（Penicillin）的發明，是人類延長平均壽命的重要里程碑，在盤尼西林發明的當時，全世界人類的平均壽命大約只有短短的三十歲，今天則達到八十歲。

然而，今天抗生素也的確被濫用，演化特性導致生命尋找出路，於是各種抗藥性超級細菌不斷突變增加，確實讓我們人心惶惶，網路上又各種謠言充斥。但是也不要太驚慌，我發現到保護自己、讓自己隨時保持健康，就是所有面對感染最好的方法。

腸道健康了，自然讓你很少生病

我有許多的病人因為身體虛弱或者是營養不均衡，引發嚴重的細菌感染，萬不得已用到第三代抗生素才有療效，但經過多年的臨床經驗累積，如果能同時使用維生素C、維生素B_6、維生素D_3、鋅和各種酵素，很多病人並不需要使用到第三代抗生素就能痊癒。

當感染控制身體改善之後，立刻大量使用益生菌和酵素重建腸道，我發現到大多數有做到的病人能真正痊癒不會復發。聽從我醫囑的病人，即便事隔一兩年後再次感染，使用第一代的抗生素仍然有效，真的是很有成就感。

所以，原來真正恢復健康就是要做好腸道重建工作，腸道健康了一切免疫問題都搞定，自然讓你很少生病，生病也很快迅速痊癒，哪會演變到抗生素濫用無藥可醫的問題？

06 氣喘、過敏，其實沒有這麼多

為什麼過敏、氣喘病人有增無減？我個人認為是診斷標準過於寬鬆造成。依據症狀就能診斷，開立抗組織胺、甲基麻黃素藥物，打噴嚏、鼻塞、流鼻水就會暫時緩解症狀；而只要氣喘可用支氣管擴張劑、化痰藥和類固醇，多半也會有效。如果只是短期症狀這樣做，加上衛教病人如何保養身體預防過敏和氣喘發作，通常是不會有明顯的副作用。

但是，當診斷一旦寫上了氣喘，這個診斷其實也為醫師開立類固醇製劑出示了一張保險單。雖然是照著常規的醫療指引使用，藥到症狀除，所有不舒服煙消雲散，但長期下來這樣好嗎？有沒有更好的方法呢？

● 過敏病人會這麼多，是診斷標準太寬鬆

我個人臨床行醫三十八年，結論就是哪來這麼多過敏病！可是，網路上

Q 常見的過敏性疾病診斷？

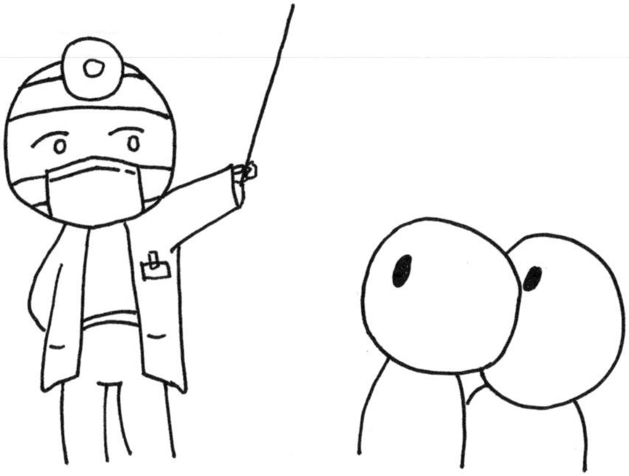

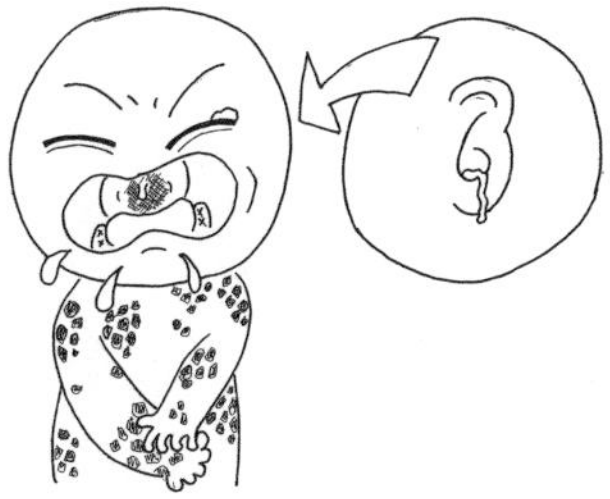

- **眼**：過敏性結膜炎、過敏性角膜炎
- **耳**：過敏性外耳炎、過敏性濕疹
- **鼻**：過敏性鼻炎、過敏性鼻竇炎
- **喉**：過敏性喉頭炎
- **氣管**：氣喘、過敏性咳嗽
- **皮膚**：異位性皮膚炎、乾癬等等

身體什麼地方出一個很難治療的病痛，在正規治療下又沒有效果，那就有可能會被診斷為過敏，很多病人就陷入長期服藥治療的不歸路。

到處都是好多好多的過敏資訊，譬如：霧霾籠罩氣喘病人年年增加、最近二十年過敏病人成長多少倍等等，常常觸動很多人的敏感神經！

身體有什麼地方出一個很難治療的病痛，在治療下又沒有效果，那就有可能會被診斷為過敏。但是問題就開始浮現了，因為很多病人就因此陷入長期服藥治療的不歸路，結果就是衛福部的過敏或氣喘的病人統計數字出現暴漲現象。今天醫療體系很多的診斷，皆有必要定期檢討，並檢視治療流程，而且能多一點衛教保健，很多病人就會這麼痊癒了。

因此公衛推廣其實很重要，像是我也一直在做全民抗過敏活動，例如：要用空氣濾清器、除濕機、要戴口罩、要大掃除、要改防塵螨床罩組等等。

其實個人行醫多年的疑惑，早已在整合醫學的學習過程中找到不少答案，這其實不是醫學的知識水平問題，造成這個現象是追求療效下的醫療體系龐大商機與既成利益的結果。

當然，古今中外包括現代醫學的進步，其實都是從很多的臨床經驗中學習更正確的過程，一步一腳印慢慢發展到這目前主流醫學的模樣，很期待未來能再加快腳步進步與突破。

●從過敏窺見當前醫病互動現狀

過敏是一個很籠統且又涵義很廣的疾病診斷，無明顯感染與症狀的病人，僅靠醫師一般單純門診無法證明有什麼致病因，又擔心藥效不佳病人不滿意，冠上過敏診斷就可以長期開支氣管擴張劑與各種類固醇製劑，加上正常用量不會有表面看的到的壞問題，短、中、長期使用病人又可以病情緩解。病人有所求、醫生可以助人，醫病兩相宜多好，萬一發生二次感染可再加抗生素治療，或者是轉診去醫院住院即可，沒有任何明顯問題。

這種醫療現狀，有辦法改變嗎？相信短期是不可能的，醫學與藥學產業連帶整個政經利益關係無法想像得複雜，只能寄望一小塊一小塊生技醫療新科技加上臨床實證數據慢慢搬出來，經由長年大量經費研發生技產品變為新藥來取代既有各種化學藥物，才能改變無奈的現狀，目前大家大概只能等待。但是，很可能最後也沒有改變什麼，只是藥物變的沒有什麼副作用而已，但也是一大進步了。

一個醫師能力微薄，只能影響少部分人。想要改變吃藥的觀念，要從生活習慣改變開始，除非政府帶動推廣預防自然整合醫學，否則直接投藥永遠是照顧民眾最直接又有效的方法。

羅醫師的醫方小講堂

有時候反覆過敏氣喘可能是重金屬中毒了！

小孩經常反覆過敏氣喘或感冒感染，你可能還要認真考慮是重金屬中毒！這是我在實際看診的臨床所見，非常震撼我心。尤其是每當問診出現一個小病人一直生病不會好、不斷重複感染感冒、容易高燒與細菌感染，甚至氣喘發作……，像這類病人是我開業以來心中的最痛。

在學習整合醫學以前，只能不斷的對症投藥治療，頂多知道請病人同時多補充維生素、益生菌，以及溫補腸胃加看中醫調理，雖然有效，可是對病情嚴重的病人仍是沒有明顯幫助。

直到有機會為一位小病人檢測重金屬後，我才領悟到問題竟然可能是出在中毒身上，此後不斷累積病例與經驗得到更多的證明與肯定，原來這些病人很大一部分都有重金屬中毒。

雖然只有部分病人願意治療重金屬問題，但立竿見影的明顯療效讓家長驚喜、也讓醫師有成就感。否則依靠現代醫學只能用更強抗組織胺、支氣管擴張劑、抗生素、類固醇，甚至用住院治療。令我驚訝的是人類真的有夠耐操，遵循現代醫學治療方式之下，大部分的孩子仍然可以順利出院與感覺痊癒。

因為，上天有好生之德，重金屬濃度會隨著成長因體型變大而稀釋，加上抵抗力逐年增加，絕大部分小孩仍可順利長大成人；但是，這些半衰期長達二至三十年的鉛、汞、鎘、鎳有毒重金屬，依然深埋在我們的骨骼內臟深處，中年以後尤其到了更年期，真的不會影響健康嗎？

當然，小孩子會常常感冒絕不僅僅是有重金屬中毒的原因而已。小孩容易感冒原因，我在臨床歸納主要原因有三：

一、**經常接觸人群，出入公共場合**：大家庭、保母照護、幼幼班、幼稚園、百貨公司、大賣場、傳統市場。

二、**長輩因素**：家長需要工作、購物與交際接觸外界致病菌，年長者病原體忍受力又較高，常常是無症狀感染者，卻會傳染給家中的幼小孩童。

三、**免疫系統問題**：小孩子的免疫系統要到六歲大致上才會建構完成，加上如果有腸胃系統障礙、重金屬污染、營養攝取不均衡……，都會造成抗氧化清除自由基能力不足，身體常常處在發炎危機邊緣，當然容易生病。

! 小孩常感冒的三大原因

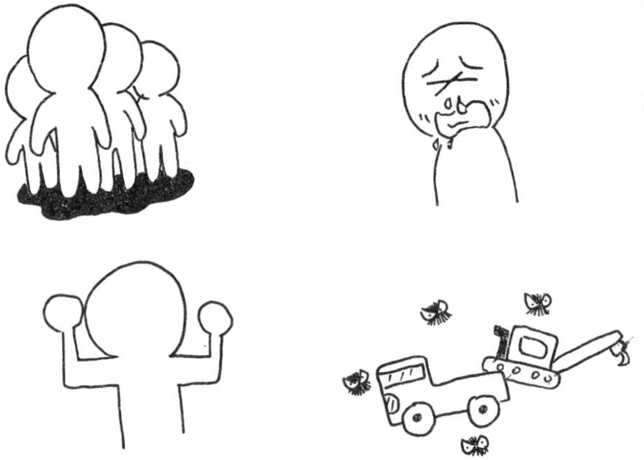

- 1. 經常接觸人群，出入公共場合。
- 2. 長輩工作或家中有病人等因素。
- 3. 免疫系統尚未建構完成。

你的咳嗽是過敏咳？感冒咳？過敏感冒咳？

提問①　過敏咳就是過敏病人接觸過敏原引發的非氣喘性咳嗽嗎？

是的，大部分人的氣管過敏是不會這麼嚴重，所以會單純用咳嗽來表現。然而，過敏咳卻是個人非常不喜歡的診斷，也是在診間常常聽到病人問我的問題，檢查發現通常是因為有類似過敏的症狀發作時，如：打噴嚏、流鼻水造成太多的鼻涕倒流，或是因不小心吸入灰塵、異物，甚至胃食道胃酸逆流，瞬間刺激到氣管黏膜造成的咳嗽反射，我在臨床上發現其實大多數都是有輕微感冒感染導致，真正的過敏氣喘在發作時我個人是很少看到只出現咳嗽症狀的，因此我大部分都是歸類為提問③，有詳細解釋。

真正支氣管過敏造成的症狀，是氣喘的喘吁吁而不會是單純的咳嗽，會發生氣喘是因為過敏瞬間讓支氣管

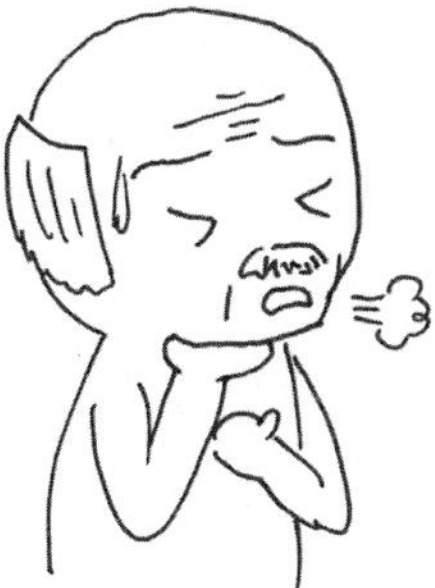

黴漿菌是造成咳嗽的隱形大軍。

內膜腫脹、分泌物增加、內徑變窄因而導致呼吸窘迫的臨床症狀，是嚴重的胸悶喘鳴，因分泌物多當然會有明顯咳嗽，一般皆有過敏物質接觸史引爆症狀，許多電影情節都會演到因為誤吃花生醬後引發急性嚴重氣喘，我也看過病人因為吃了牡蠣後引發嚴重氣喘、咳嗽，因呼吸困難半夜送急診的窘境。

提問② 感冒咳就是當感冒感染時，才有咳嗽的症狀？

是的，就是感冒的時候引發支氣管發炎，出現咳嗽的問題。會造成支氣管發炎咳嗽的病毒細菌非常多，各種流感病毒、肺炎鏈球菌、綠膿桿菌、黴漿菌、結核分枝桿菌等等，包括今日的新型冠狀病毒都可以，尤其感染黴漿菌本身就會造成咳嗽，更是隱形大軍，也就會加重任何感冒感染的咳嗽症狀。

因此，如果被診斷為過敏性咳嗽，超過兩個星期又沒有痊癒，請考慮可能是因黴漿菌感染造成的支氣管炎症狀。

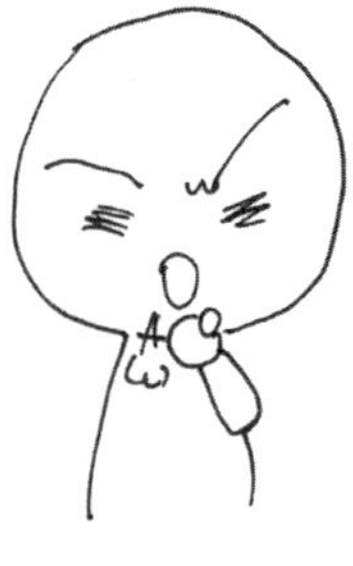

過敏病人多半長期體內有黴漿菌。

提問③ 過敏感冒咳就是有過敏氣喘的病人，感冒引起的咳嗽症狀？

過敏氣喘病人感冒的時候，引發的咳嗽症狀通常會比一般人嚴重也要更小心，以我多年整合醫學的經驗發現，有任何過敏的病人，除找出過敏原並避免接觸外，還多半是比較長期的黴漿菌帶菌者。

黴漿菌的特點就是它會住在我們血液的紅血球內，結果就是讓紅血球迅速大量受損凋亡，而紅血球最重要的功能就是在肺泡結合吸入氧氣並排出二氧化碳，而且這些因此破損沒有功能的紅血球會藉者血液流竄在全身造成身體負擔；況且過敏氣喘的病人原本就因經常發作造成的慢性呼吸道炎症問題，他們的肺功能較差也容易喘，任何感冒感染時當下的免疫壓力必定加大，讓原本就存在的黴漿菌大有機會更迅速大量繁殖，侵犯更多的紅血球也同時引發支氣管發炎，造成的咳嗽絕對比一般正常人更嚴重。

尤其這時候，身體內屬於過渡金屬的鐵離子會從大量凋亡紅血球釋出至血液之中——如果我們儲鐵蛋白存量不足夠立即吸收這些游離鐵離子，將造成自由基連鎖反應，也就是有名的「芬頓反應」，鐵生鏽也就是這個意思，甚至可能造成急性貧血合併症出現。我會告訴病人這是人生鏽了，要趕快除鏽才行。

我在高倍顯像顯微鏡的鏡頭下反覆持續看到這種狀況，而我是怎麼幫助病人的呢？在健保給付的治療，我選擇用抗生素與化痰藥為主，加上建議所有病人溫暖飲食療法，即便僅僅如此，病人幾乎也都會在一、兩個星期內大致上痊癒了，的確是一大幸。

然而停藥後，最重要的就是一定要重建腸道菌相，主要從飲食著手，多喝味噌湯、多吃蔬菜，甚至補充益生菌，堅持幾天就可以了。通常只要兩個星期沒有再復發咳嗽，應該就痊癒沒問題了。如果仍然反覆發作，就要考慮自己的免疫力真的下降了和家庭成員互相感染的問題了。

無論如何，過敏病人多數有腎虛、脾虛、肺虛，好好調理補足中氣、腎氣、肺氣，持之以恆，很多的過敏也就不藥而癒了，跟我合作無間的病人真的很少有什麼需要長期用藥的困擾。

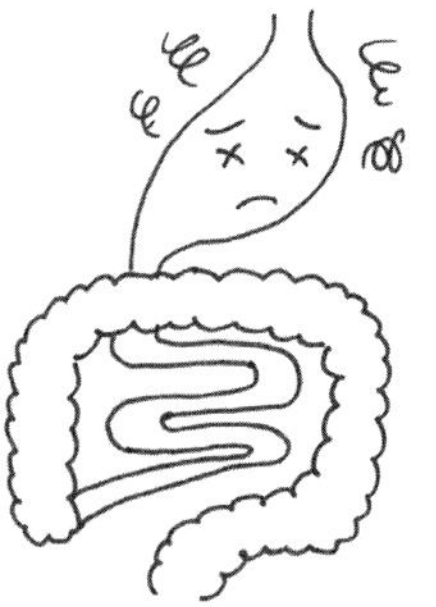

重建腸道機能、好好調理身體，讓感冒、過敏不藥而癒。

3
PART

久咳不癒？別讓黴漿菌謀殺你的健康

01 久咳不癒，當心你早已感染黴漿菌

一個平凡的黴漿菌，讓井底之蛙的我從此眼界大開。雖然黴漿菌醫界人人耳熟能詳，但其實少有學者研究，相關期刊也非常稀少，但對黴漿菌的持續關注，卻解決了我行醫以來深藏於內心的咳嗽問題。

像是病人為何久咳不癒？同樣是感冒，為什麼有人咳嗽、有人不咳？以及喉嚨卡卡有痰、疲倦易累，甚至關節腫脹痠痛的原因等等，就連對中醫的肺虛、脾虛與腎虛的理解，再到整個十二經絡與陰陽五行，也能從中找到很多答案。

●感冒一直咳，多半可以發現黴漿菌

原來人的身體就只有一個，而且一切都是牽一髮動千軍，任何一個微小的生理問題，都可能造成未來全面健康失控。

尤其學習整合醫學之後，我不斷從高倍顯像顯微鏡檢測注意到一個令人驚訝的現象：那就是門診感冒病人中，只要紅血球內沒有黴漿菌入侵者，幾乎就沒有咳嗽症狀，即便會咳，也是短暫且輕微，通常會隨著急性症狀的緩解而迅速消失；除非是二次其他嚴重細菌感染，才會出現嚴重症狀，但這絕對是少數案例。

至今我仍持續檢測咳嗽病人的血液，從中還發現了一個常態現象：黴漿菌侵襲人體紅血球中的數量多寡，以及此病人免疫系統對黴漿菌的承受能力，能夠大致決定這個病人目前的健康程度，以及感冒後的咳嗽程度。

這個發現明確告訴我，黴漿菌怕強欺弱，專門欺負弱小和忽視他的人，尤其是反覆咳嗽有痰且久治難癒的病人，在血液中幾乎都有滿滿黴漿菌感染的狀況，而在臨床上無論輕重病例、是否伴有其他二次細菌感染、使用什麼治療方法，只要能夠同時成功消滅

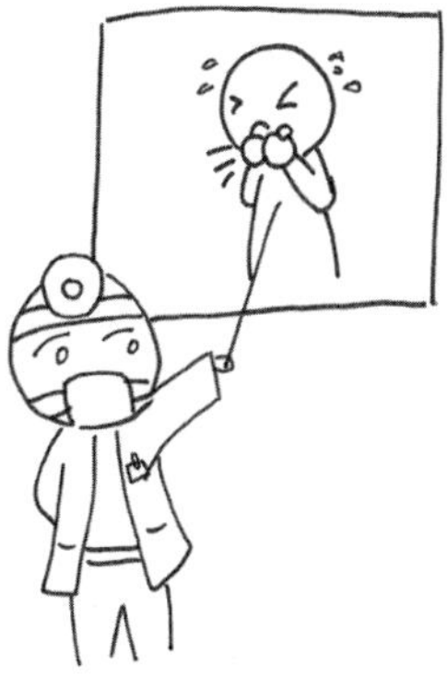

感冒會咳的元兇，就是黴漿菌入侵體內。

黴漿菌，病人的咳嗽症狀必大有改善。

一個微細小小的黴漿菌，就足以讓人送進加護病房

黴漿菌是一種繁衍成功的微細生命，它之所以能如此成功，是因為它無聲無息，頂多小聲小息的造成身體一點點不舒服，這些輕微、不嚴重到影響作息的症狀，很難引起人們注意，也因此讓人體成了餵養它們的牧場。

黴漿菌並無細胞壁，介於獨立生存和細胞內寄生生存之間的最小的原核生命，也就是介於細菌與病毒之間的生命體，可說是最小型的細菌。黴漿菌多數存在於人類與動物的消化道、呼吸道和泌尿生殖道中，感染者在高倍顯像顯微鏡下，可以在紅血球內明顯發現聚落。

平時，因為有正常免疫力的控制，很多人雖然被黴漿菌感染了，但鮮少會感受到它們的存在；就算免疫力因遭受風寒而下降，讓它們藉機繁殖而引發症狀，也因鮮少致命，因此不但不重視，我們似乎還有點忽視它。

今天的現況是，因為太大比例的人類都有被黴漿菌感染的問題，甚至還有人說它們是人類的共生菌，但我絕對不贊成這種說法，因為感染就是感

染，黴漿菌絕不是共生菌，而是會讓我們生病的病原體之一。檢測結果不斷證明，在顯微鏡下找不到黴漿菌的人幾乎都是相當健康的，因此久而久之變成定律。我一定要求病人盡量遠離黴漿菌，任何病痛最好能先消滅黴漿菌，可有效提升一個人的整體健康。尤其不可小看，黴漿菌嚴重感染時，可是會得黴漿菌肺炎，會讓你住進加護病房。

當實習醫師時，我生平接觸的第一個黴漿菌肺炎病例，就是我自己的外婆，她突然發燒、咳嗽、喘鳴、有肺積水，年輕無經驗的我看著外婆那氣喘吁吁送進加護病房的緊張狀況，可是永遠不會忘的。

●黴漿菌為什麼是隱形殺手？

健康紅血球的生命週期約一百二十天，但是一旦遭到黴漿菌侵入將迅速受損，大量的紅血球屍體會與黴漿菌排泄物囤積在血液中，這些不僅僅變成無效的紅血球，影響整體

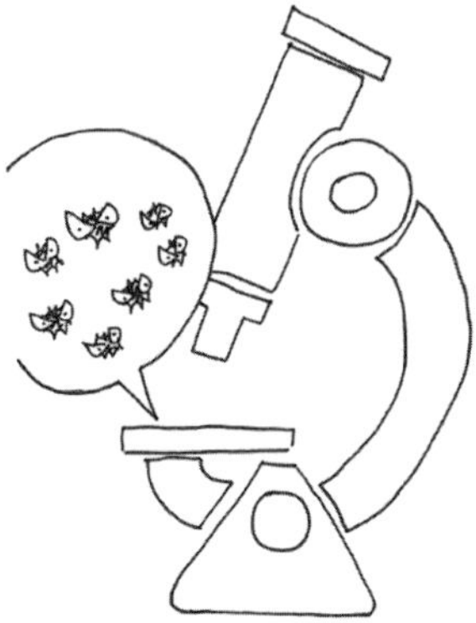

從高倍顯微鏡底下看到紅血球內入侵的黴漿菌蹤影。

秒懂！黴漿菌的厲害之處

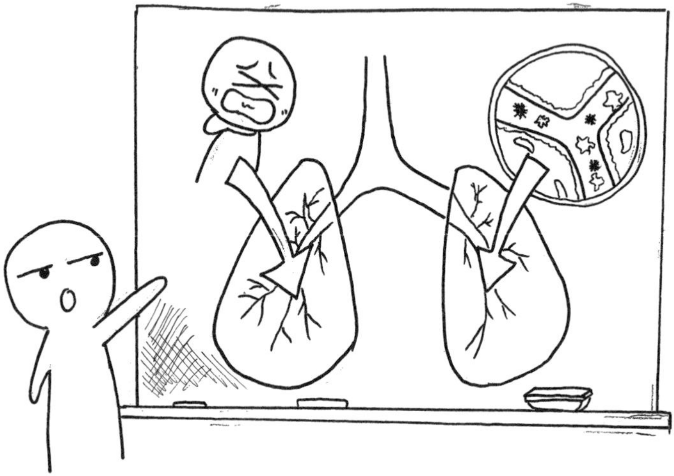

- 是最小的原核生命，介於細菌與病毒之間的生命體，可說是最小型的細菌。
- 多數存在於人類與動物的消化道、呼吸道和泌尿生殖道中，感染者可以在紅血球內明顯發現聚落。
- 輕則造成慢性的疲勞、體力下滑、各種消化系統的問題和睡眠品質降低。
- 重則加重各種中老年更年期後的所有健康問題，尤其最大的隱憂在於讓醫生或病人，完全感受不到它在背後推波助瀾。

紅血球的攜氧能力，而黴漿菌的分泌物與排泄物是異物、是毒素，會引起身體發炎與干擾生理機能，尤其呼吸道最常見。

所以，一個人被黴漿菌感染必然容易有缺氧的現象，譬如你可能常常會喘一口氣或想要深呼吸來補充潛在不足的氧氣交換，運動時發現怎麼這麼容易累，但因為這些症狀都比較輕微，常常不感覺到它的存在。

因此，我都稱黴漿菌是一個隱形殺手，往往傷害我們於無聲無形之間。如果晴空萬里天代表健康，黴漿菌就像是烏雲角色，少量存在時可以造成晴到多雲的天候，還稱得上是好天氣，就是所謂無症狀感染者的意思；至於烏雲滿天直至下雨天，就變成壞天氣了，是你生病咳嗽了，但幾乎就不會造成狂風暴雨洪水潰堤，意思是說黴漿菌感染很少會致命。

你我有生之年，尤其在年輕力壯時皆會忽視它的存在，這讓黴漿菌能夠演化地非常成功，是達爾文進化論的贏家，也因此絕大多數的人體內多多少少都找得到黴漿菌（見第九六頁），這就是成最大的問題所在。

黴漿菌會直接侵犯我們的紅血球，利用紅血球的營養素大量繁殖，造成紅血球迅速衰亡；由於身體機制會回收大量死亡紅血球，加上骨髓需要加強造血以補足新紅血球，無形之中，大多數的人就像在供養黴漿菌一樣，真是好辛苦。

只是長期讓黴漿菌不斷地摧殘我們，真的不會怎樣嗎？當然不是！急性慢性都有一些非常明顯的特殊症狀，每個人都需要了解黴漿菌對我們的傷害，是長期又慢性的。

●黴漿菌感染造成失眠、慢性疲勞、消化系統問題

人們之所以會感染黴漿菌，答案很簡單，就是你的身體不夠強壯健康而變虛變弱了。黴漿菌顧名思義，黴就是陰暗、漿就是潮濕，身體變成陰濕虛寒的體質，就是黴漿菌最喜歡的繁殖環境，也是給我們一個健康警告，要趕快保養身體改善不良的生活習慣。

黴漿菌感染是長期的健康問題，就是身體被一個聰明的細菌慢慢消磨健康的過程，它從人類出現以前，黴漿菌早已成功侵入所有哺乳類動物，而我們也早已適應黴漿菌感染的免疫變化，通常症狀不明顯、也不一定會造成咳嗽；如果有咳嗽症狀出現，一般都是在感冒以後，引發上呼吸道黏膜

迅速腫脹發炎，原本的黴漿菌趁機開始侵犯支氣管，才會造成咳嗽。

我更從 **BVPM** 高倍細胞顯像顯微鏡不斷的看到一個驚人的現象，那就是一個人咳嗽的症狀輕重，竟然跟體內黴漿菌感染的量成正比。同時也發現到，黴漿菌感染常常是各種疾病的幫兇，我們有很多各種急慢性疾病，不僅和老化有牽連，也和黴漿菌有關係，而且是呈現一加一大於二的相加關係，我相信今日的新型冠狀病毒感染必然也是如此。

首先，黴漿菌可以造成慢性的疲勞、體力下滑、各種消化系統的問題和睡眠品質降低，加重各種中老年更年期後的所有健康問題。

其次，最大的隱憂在於黴漿菌總讓人們除了拚命專注主疾病問題外，完全感受不到它在背後推波助瀾，這個重點可說是完全被忽略，這可是生命演化的莫大成功，因為黴漿菌是這樣光宗耀祖、四處繁殖，影響全人類健康，真的讓我這個六十四歲擁有三十八年的臨床經驗醫師，看到一個真正值得敬佩的對手。

想要提升一個人的整體健康，是否感染黴漿菌、感染量多寡，以及容不容易解決，就是代表一個人的整體健康狀況好壞的一個指標。

●被輕忽！黴漿菌感染完全沒有立即性的健康問題

黴漿菌會長期寄居在我們的身體裡面，我在顯微鏡檢測下可以清楚地從手指尖的採血，看到黴漿菌侵蝕我們的紅血球，黴漿菌就住在紅血球裡，讓紅血球變成釋迦外觀一樣，同時將所有的排泄物排出而污染血液。

甚至，嚴重的病人在這少少的一滴血裡面，可以看到將近三分之一，甚至一半的紅血球都被侵蝕了，即便如此，竟然常常沒有任何明顯症狀，這點讓我更讚嘆顯微鏡下微細生命的厲害和人體的超強忍耐力與免疫力。

不過，這個事實告訴我們一件事，感染黴漿菌卻完全沒有立即性的健康問題！也就是說，從恐龍時代就存在的黴漿菌是很古老的細菌，而人類早已適應黴漿菌的感染；反過來可以這麼說，黴漿菌完全攻陷人類，可以長期安居在人體中，不被人類感受它的侵略，當我們被其他任何急性呼吸道病毒感染時，才會突顯它的存在。

這就是為什麼我常有深刻臨床體會，就是當你感冒時會不會咳嗽？咳嗽症狀是輕是重？咳嗽為什麼不會好？這些都很明顯的跟血液中的黴漿菌數量成正比。

02 自我覺察感染黴漿菌的五大檢測

我們一定要注意自己是不是有黴漿菌感染，可以從五個自我檢測就可以發現端倪。在此，分析黴漿菌感染的健康影響會是什麼？以及黴漿菌感染會讓我們有什麼身體健康的狀況？大家一定要有警覺，並提早因應避免全面失控！

●自我檢測一：最近明顯的體力下降又容易疲倦？

很多人突然發現最近自己怎麼活力迅速下滑，比較容易累，動不動打瞌睡又睡不好、無精打采、食慾不好、消化也不好、臉色暗沉、出現黑眼圈、注意力比較不集中、運動時提不起勁、慢跑時很容易喘、動不動汗流浹背，甚至沒有體力做任何多餘事情，又沒有任何不舒服。

如果這個時候你警覺，但卻無論做了什麼努力都沒有什麼效果！譬如補充各種維生素、刻意吃營養一點的食物，甚至看了許多醫師也不見好轉。在找不到的原因下，你不妨可以思考是否被黴漿菌侵入了。

很多養生專家和專業醫師都在談慢性疲勞，雖然造成人類慢性疲勞的原因絕對有千百種以上，大多數的論點都在強調可能是一種或是多種營養素長期缺乏所導致，加上現代生活可能是各種長期的超負荷工作和學習、生活不規律和飲食不健康等等各種壓力層層疊加造成的。

不過，我卻是在治療了無數這樣的病人之後發現到，這樣的病人幾乎全部被龐大的黴漿菌感染而不自知，因為沒有咳嗽自然不會做任何相關檢測，當然永遠也不知道竟然是自己撐不住黴漿菌的長期感染了。

我也是事後諸葛得知，無論是用藥或者是用保健品，只要能夠成功把這一群病人的黴漿菌清除乾淨，幾乎所有的病人在體力和精神上都大幅上升。那原本愁苦無助的眼神竟然恢復的炯炯有神，這個發現

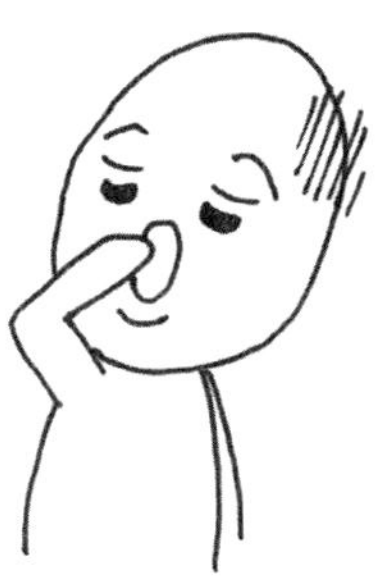

原因不明感到體力下降。

讓我非常的振奮，並且發現要幫助病人恢復健康原來可以這麼簡單。

大家在照顧自己的整體健康同時，一定要注意自己有沒有被黴漿菌感染到，有感染就第一時間立刻處置做好對應，就不容易搞到自己慢性疲勞什麼事都不想做，甚至危及全面健康。

●自我檢測二：沒多久，照鏡子怎麼老這麼多？

老化是一個正常的現象，但是如何讓自己老的慢一點卻真是好重要。因為任何人都一樣，年過五十生命健康開始迅速老化，年過六十只是更加快速。雖然每個人變老是一定的，然而有很多病人外貌看起來比同年齡的的確蒼老很多，尤其是五十歲上下更年期的最明顯，怎麼會這麼快滿臉皺紋、齒危髮禿、身形痀僂，臉色不是黯沉就是蒼白，又身心憔悴呢？

他們總是抱怨自己的健康不好卻又找不到原因，當然一定會有原因的，只是原因常常有很多，而且通通需要導正甚至修復，而且這些原因多半是肥胖、三高和肝膽腸胃病最多，同時可以發現他們幾乎都有龐大的黴漿菌感染，因為黴漿菌最喜歡的就是他們這種陰濕虛弱為主的生理環境。

他們之所以如此，絕對是長期生活飲食、作息不正常、不健康造成的。尤其，比較好吃的食物都是比較精緻化、或過度烹煮的甜煎乾炸烤，熱量比較高且容易入口而不需太多咀嚼，非常適合現代緊張生活需求；相對於高抗氧化的蔬果、低升糖指數的五穀雜糧、降發炎的Ω 3和各種維生素，現代人絕大多數都攝取不足，最後再加上幾乎都欠缺運動，就這樣日積月累造成不健康又易老的體質。

你開始老了，當然開始弱了、虛了，如果又不斷摧殘自己的身體環境，再加上黴漿菌大量繁衍、不斷消耗身體養分製造毒素加強破壞，當然就更快速老化。

要怎麼做呢？必然是全面養生出擊，正確規律的生活、健康營養的飲食、腸胃的保健加上規律運動和戶外休閒缺一不可。如果沒有這樣做，只想要單靠藥物清除黴漿菌，常常是緣木求魚，但這卻是門診大多數病人的直接需求啊！

對於沒有呼吸道症狀的病人，建議整體養生就可以；如果有呼吸道症狀感染，我才會加用藥物治療。大原則就是一定要讓身體素質改善，氣血暢通，淋巴循環也改善，免疫力全面恢復，黴漿菌自然就沒有生存空間了，否則黴漿菌每天在紅血球內吃乾抹淨，耗損人體生命能量，怎麼會不加快老化的速度呢？

有太多的老人家長期遭受黴漿菌感染不自知，各種慢性病纏身長期服藥又控制不好，血壓、血糖、膽固醇降不下來，頭昏目眩又食慾不振，只能不斷的回診治療，但也只是拿到更多的藥而已。

我有很多的臨床經驗發現，首先要求這些老人家忌口寒涼甜食，多用好油、減少一半澱粉、只用糙米雜糧取代，並增加三倍的蔬菜攝取，同時用藥將這些老人家的黴漿菌清除掉。過了一段時間調養之後，這些病人原本常常要用到五、六種的慢性病處方簽，在長期指導後降到僅用到一兩顆慢性病藥，變得開朗又活力，看起來就年輕許多了。

其實人的年壽一長，對生活的基本要求其實很簡單，如果讓他們不用吃藥或者是

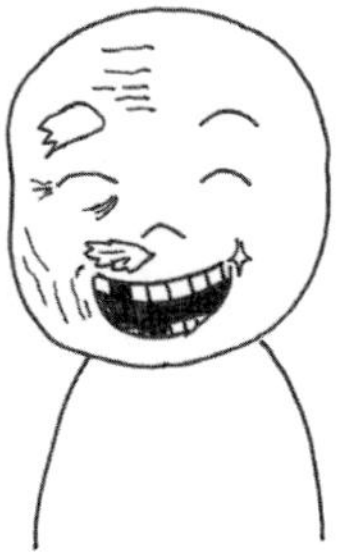

加速老化。

少吃藥，保持樂活、開心、有體力、有能力從事各種運動、旅遊或參與公益活動，您說這將是多麼美好的晚年生活啊！

●自我檢測三：想睡又睡不著，淺眠甚至失眠？

說起來你可能不相信，治療黴漿菌可是我調理失眠患者的重要清單之一。剛開業的前十年，我自己曾經淺眠不好睡，當初一直認為原因就是自己太忙了，過勞引起，因為不能改變，所以也不以為意。沒想到我在治療自己的感冒咳嗽後，睡眠品質竟然連帶著變好，這讓我深刻銘心。於是，我也開始詢問一直主訴不好睡的中老年咳嗽病人，痊癒後睡眠品質是不是也在改善，答案竟然也是肯定的，尤其是沒有吃安眠藥的病人最明顯。

直到我自己有一次在好幾天睡不好之後，不想吃安眠藥的我，自己也試著用黴漿菌的抗生素測試看看，竟然在第二、三天後睡眠品質就大幅恢復，而且自此屢試不爽。同樣用在主訴有淺眠難睡病人身上，一樣有明顯效果。當時我不能好好解釋，又沒有任何儀器佐證這個疑惑，只能藏在心裡多年，直到踏入整合醫學領域才知道，這一切竟然都跟黴漿菌有關係。

這真的是風馬牛不相干，真的很神奇！當然這是有原因的。因為從淺眠、難睡到失眠，是一個長期的身心靈壓力造成。

失眠本就是虛，無論是陰虛還是陽虛，從整合醫學身心靈的檢測儀器都可以發現，而自己照照鏡子也會知道，一定是臉色暗沉、無精打采，這就是虛。虛症通常都跟營養素缺乏、跟腸胃健康亮紅燈有關係，這樣的體質多半是陰濕虛弱，正是黴漿菌最喜歡的生理環境。

難怪我一直覺得很奇怪，為什麼失眠的病人黴漿菌常常就是這麼多，慢慢的累積經驗就整理出一套幫助失眠病人擺脫安眠藥的系列方法。

我會特別要求病人同時增強免疫力和腸胃健康，嚴禁寒、涼、甜和精緻澱粉，保持身體溫暖，喝溫水，多喝味噌湯養胃，補充益生菌和酵素，吃一點辛香料和酸醋類來行氣活血。

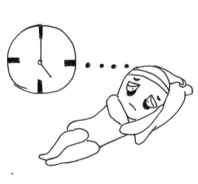

淺眠甚至失眠。

Q 如何自我覺察感染了黴漿菌？

5 大自我檢測指標，讓你知道黴漿菌已悄悄侵犯身體健康，請提高警覺，提早防範並避免全面失控！

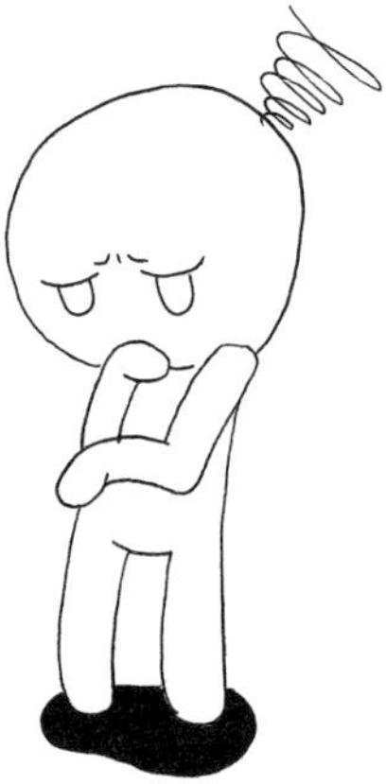

- **檢測 1**：最近怎麼莫名的體力下降
- **檢測 2**：沒多久，照鏡子怎麼老這麼多？
- **檢測 3**：想睡又睡不著，淺眠甚至失眠
- **檢測 4**：指膝關節腫脹疼痛，緩慢加重但吃藥又沒有什麼效
- **檢測 5**：後天性過敏氣喘病史（成年人為主軸）

飲食調理之外，一定要有戶外運動，養成定期休閒放鬆的習慣；更同時利用中醫理論的疏肝解鬱、安神醒腦和補中益氣三部曲全面恢復。

如此一來，偷吃我們營養的黴漿菌被清除以後，病人就恢復全面能量供應，精氣神迅速改善，持續保持這樣的生活，很快就忘了什麼叫做睡不著！

當然，這個時候病人血液內的黴漿菌不是很少就是看不到了，原來健康永遠是整體的，越是全面兼顧，自然越健康。

●自我檢測四：指膝關節腫脹疼痛緩慢加重，但吃藥又沒有什麼效

當你尋遍各種方法都無法改善關節疼痛問題時，這意思是說你中老年的關節炎，很可能是黴漿菌感染所致。

雖然可能是老年退化性關節炎開的頭，但請不要只光吃止痛藥、消炎藥做症狀治療而已，也許你自己有補充鈣、鎂、D_3、膠原蛋白、葡萄糖胺和軟骨素，甚至您做PRP（自體高濃度血小板血清治療）和玻尿酸關節腔注射，也常會有改善，但其實關節依然持續發炎，因為不吃藥就會痛，不繼續保健就不會改善。

家母的關節炎，原來禍首是黴漿菌感染！

我會知道這個領域，就是因為我的母親，她是我第一個關節炎病人。近二十年前在一次流感後兩個星期左右，我母親竟開始發現自己手腳大小關節的遠近端，全部紅腫、僵硬、疼痛，所有的止痛消炎藥都毫無效果，帶去醫院檢查診斷是風濕退化性關節炎。除了更強的止痛消炎藥外還加服類固醇，折騰兩三個月後關節開始變形扭曲，生活起居安全需要家人幫忙非常痛苦又無奈。

自己是醫師又百般無助下，可就是不相信，真的沒有其他方法了嗎？靈光一閃去書店走一走，會不會就這樣找到另類的思考和治療方法。我在醫學博士 John B. Irwin 的《關節炎斷根療法》一書中，找到一線曙光。他提醒大家在對關節炎的治療感到絕望以前，一定要先想到你的關節痛，可能是感染導致，而且是黴漿菌感染，建議服藥四個月到二年之久。

上天真有好生之德，雖然疑惑卻是最後一搏了，在徵求母親同意下就照著書上服藥。一個驚人的療效就出現了，短短三天關節的腫痛竟然迅速消散，精神大幅改善，晨僵現象幾乎消失，第四天上午竟然可以自行下床梳洗，我又看到母親的笑容了。

我從不斷的自責自己的無能，再度找回對醫學的熱誠與衝勁，從此我的書架上出現了一大堆有關於另類自然醫學的健康書籍，能夠用得上的全部從家人跟自己開始做起，整合醫學的種子已經開始在心中發芽茁壯，至今未歇。

至今我自己還是很小心面對這些有慢性關節炎病人，畢竟他們是找我看感冒咳嗽的，而我看到他們的關節炎這麼辛苦，不由自主會跟他們分享、想要幫他們的忙。許多病人就發現在服用感冒處方期間，關節真的比較不腫痛，也比較舒服了。

行醫過程中，太多臨床經驗發現，老年人的慢性關節炎如果能加上黴漿菌治療，大多數會獲得很大的成效，只是少有關節炎專家去重視並且研究它。從病人的指膝關節腫脹改善，以及血液黴漿菌數量大幅減少得知，這樣做是很有效，而且可以讓很多病人減少痛苦。

我認為可以採用《關節炎斷根療法》一書的方法，就是要長時間服藥來徹底清除黴漿菌，尤其一定要搭配整體全面調整才有用。因為慢性關節炎的病人通通身體虛弱、營養素不足、運動量太少，環環相扣惡性循環。

除了服藥，還要加上脊椎矯正、熱敷、按摩、伸展，以及採取整合營養保健修復發炎受傷處，如此一來的效果才會顯著。而我也會轉給中醫做推拿和針灸，效果是一加一大於二，否則光靠正確吃藥是很難有效果，但如能全面整體修復，那才是真正王道。

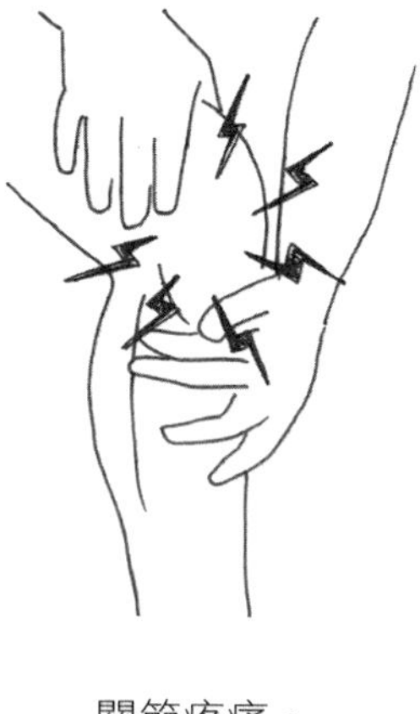

關節疼痛。

●自我檢測五：有後天性過敏氣喘病史（成年人為主）

大多數的後天過敏和氣喘，幾乎都是各種慢性呼吸道感染累積所造成的。

後天過敏氣喘，是黴漿菌感染加感冒急性發作

個人認為所謂後天過敏氣喘，就是指你平常很正常，只是久久發作一次又不知道什麼原因，甚至包括先天的過敏氣喘，也會因為感染造成嚴重發作，最常見的就是黴漿菌感染加一個感冒急性發作引發。

我的經驗是長期黴漿菌感染不自知，食慾變不好、體力變差，慢慢侵入呼吸道令黏膜腫脹、管徑狹窄、分泌物增加，常常卡痰，而這樣的人通常就是在急性呼吸道病毒感染下，內膜阻塞呼吸急促缺氧進而引發氣喘症狀。我都一直強調這不是真正的氣喘，這是你黴漿菌感染而不自知，拖太久了遇上一個感冒，一加一大於二造成的。

然而大多數病例因為症狀較輕微，也不會喘，甚至不咳嗽，常被誤會「單純過敏」的症狀是比較輕微的，是短期而不是長期反覆發作的，而且以打噴嚏、鼻塞、流鼻水為主。有經驗的醫生仔細問診和檢查後，會知道這只是因一個輕症感冒感染引起，因為只要看診個一兩次，年輕免疫力又好，多一點休息、注意一下營養，無論有無關注黴漿菌與否，病情也會自然緩解，我個人不會誤以為是過敏性鼻炎。

中老年人氣喘多少有黴漿菌長期感染，通常在感冒後好發、可發現臟腑明顯失衡

我有時會看到一個五、六、七十歲，甚至以上的中老年人來看診時，從聽診聽到他們肺部有咻咻氣喘的聲音，通常病人會很驚慌，因為以前從來

不曾發生過，就這幾天突然間有感冒症狀，剛開始只是打噴嚏、鼻塞、流鼻水、喉嚨痛而已，但一兩天後開始有點咳嗽，想說感冒會自己好，但怎麼突然間好喘，呼吸急促又吸不足空氣，一直問我發生什麼事？該怎麼辦？

其實，老人家會氣喘，追根究柢多半有慢性阻塞性肺炎的問題，例如抽菸、高污染環境工作者、廚師、家庭主婦或者曾經肺炎感染過等等，仔細問診幾乎都可以確認的。年過四十以後因為老化，只會越發嚴重、開始容易發作，可能原本就少運動，再加上肺活量就不足，呼吸道功能只會越來越差，免疫力當然不會太好，自然更容易感染，而我專注的這個隱形殺手黴漿菌容易長期進駐，加上我們隨時都有可能會發生各種感染，成為最後一根壓垮的稻草。

他們因為可能有呼吸道慢性阻塞問題，看起來似乎是不會好，但是我會安撫這些驚慌的病人，這不是真正的氣喘，不論如何先把感染解決，加上生活保健，大多數病人都會好的。

除了各種症狀治療外，絕大多數可以發現血液內有大量的黴漿菌一定要同時處理，最特殊的是從中醫體質檢測儀發現，幾乎皆有肺、脾、腎虛，並加心、肝火旺，跟許多中醫書上描述大致一樣，我同時也因此發現到調理病的臟腑十二經絡恢復正常平衡，對病人有非常大的幫功。

也就是說，只要醫病雙方一起合作能夠把黴漿菌清除掉，改善生活環境衛生和正確的飲食營養結構，利用中醫理念將整個身體素質調起來，絕大多數老人家的氣喘在感冒痊癒後就消失了。

當然在治療用藥上，我不反對短期內用少量類固醇和類固醇噴劑救急避免危及生命，我會根據病人的症狀緩解後盡早停藥，做到絕對不依賴，以免踏上用藥不歸路，出現類固醇的副作用就不好了。

對我來說，臉色蒼白、呼吸短促困難，一個月可能看不到兩三位病患，也就是說我這麼做治療，真正的氣喘病人在我的門診比例其實非常小，跟各種官方網站所公布的高統計數字，真的有點不一樣！

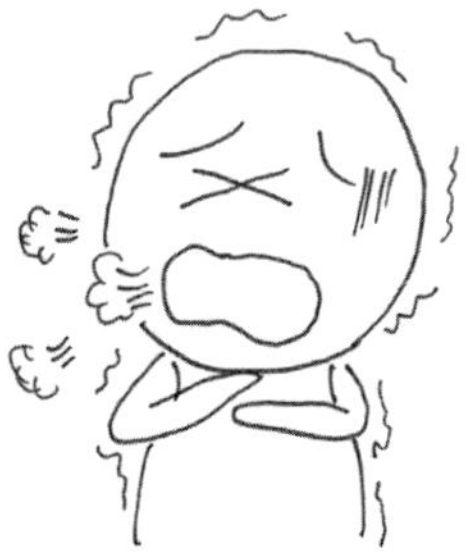

中老年多屬於後天過敏、氣喘者。

怎麼會有這麼大的差別呢？因為真正的氣喘是一個過敏反應，只要接觸到過敏原，就會引發支氣管腫脹，以及大量的分泌物造成呼吸道狹窄的窘迫呼吸症狀；當然，任何感冒病毒也都會加重病情，以小孩和年輕族群偏多。

但是，在診所遇到咳嗽很喘的病人，反而以中老年人偏多，沒有過敏史，通常是著涼感冒後開始會呼吸喘鳴聲，帶有黏稠痰液的短期感染症狀，高倍顯像顯微鏡檢測血液幾乎都是非常大量的黴漿菌感染，做好祛痰把感染治療好，加上腸胃保健與溫暖辛香行氣飲食，通常在幾天內就停止喘咳，一般在兩個星期左右痊癒。當這樣真正恢復健康之後，持續好好保養就能少復發，由此可證明一定不是所謂的急慢性氣喘病人，因為病人是痊癒治療，知道未來要如何因應，很少再發生氣喘狀況，當然我的氣喘病人一天一天減少了。

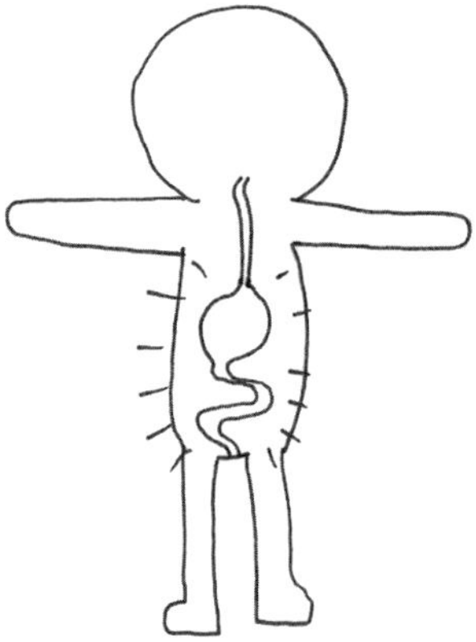

治療黴漿菌咳嗽必須整體調理才行。

03 感冒時會咳嗽的五大原因

感冒會不會咳嗽，其實跟黴漿菌有直接與間接的關係。黴漿菌本身就可以引起咳嗽，又會加重各種會引起咳嗽的病毒細菌感染，尤其今日大家在新型冠狀病毒的威脅之下，真的需要詳細了解黴漿菌為什麼這麼厲害？控制好黴漿菌，還可以幫助大家渡過新型冠狀病毒感染呢！

透過顯微鏡觀察與臨床實務，加上飲食習慣和生活環境的比對下，我發現有五個主要原因，影響著一個人感冒以後會不會咳嗽與嚴重程度。推翻我的早年所學所知，也改變許多自己根深蒂固的觀念。

我認為感冒時會不會咳嗽，有以下幾個主要原因？接下來，將為大家逐一說明。

●原因一：絕大多數咳嗽病人，血液內黴漿菌數量很多

無論什麼咳嗽都一樣，舉凡各種輕重咳嗽原因，例如流感病毒、肺炎鏈球菌、克列伯氏肺炎桿菌、綠膿桿菌、肺結核桿菌等等各種非黴漿菌的典型或非典型感染都一樣，都可在病人血液中發現大量的黴漿菌，未來新型冠狀病毒感染相信也是一樣的。

這個常態性的發現使我非常震撼，如果把它放在臨床上，應該可以幫忙解決醫生怕治咳的窘境。包括我自己的咳嗽病人，以及很多在許多大小醫院治不好的這一類咳嗽病人，只要同時治療黴漿菌，並且注意整體健康保養，這個病情就可以迅速逆轉恢復，咳嗽的治療就變得簡單了。

以我經手診治的案例來說，曾經有兩位治療效果很差的居家照護肺結核病人，就是幫助他們同時治療黴漿菌，果

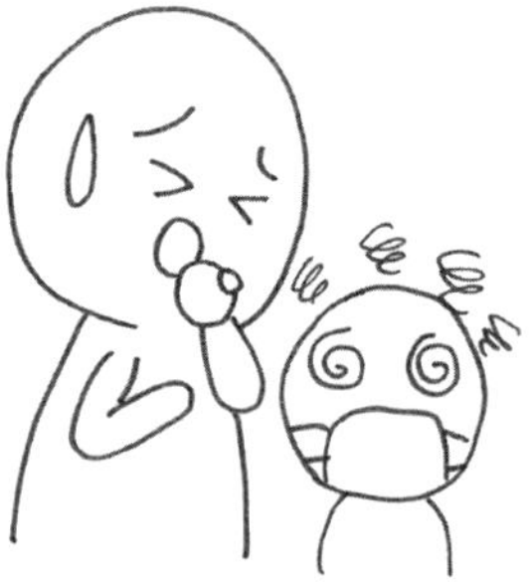

同時根除黴漿菌讓咳嗽治療變得簡單多了。

然兩三個禮拜後就可看見臉色及體力恢復明顯，而且在繼續完成他們的結核病療程後就痊癒了。

黴漿菌感染時，雖然有感染不一定會咳嗽，但是有咳嗽就一定看得到大量的黴漿菌感染；也就是說，一旦忽略黴漿菌，不清除黴漿菌的病人，無論原本咳嗽原因為何？咳嗽就很難好，只要成功清除黴漿菌，絕大多數的病人咳嗽就跟著好了。

所以，只要檢測時看到大量黴漿菌，即便當下病人並無咳嗽症狀，我會再三提醒病人戴好口罩保持社交距離，注意腸胃健康，少吃甜食，減少澱粉總量（尤其精緻澱粉）的攝取，增加發酵食品與蔬果纖維質的攝取，可以降低病人咳嗽發作的比率，萬一感染咳嗽時，早有防備也不會這麼嚴重。

●原因二：任何家中成員咳嗽，全家就會被感染

咳嗽絕對是一家人的事情，一人咳嗽，必須全家一起配合調養。只要家裡有人有慢性咳嗽、咳喘、卡痰、清痰或吐痰現象，就算其他家人目前沒有咳嗽，之後也可能將會陸續咳嗽，應該全家人一同及早防範。

這是因為隨著家庭成員的咳嗽，其中絕對多數患者帶著黴漿菌的水霧會四處飄散，而讓其他人長期呼吸高濃度受黴漿菌污染的空氣，所以可以合理推斷，他們的血液內亦有相似數量的黴漿菌，只是每個人的免疫力不同，可忍受的黴漿菌感染量也不同，也不一定會發病。

在我的臨床經驗中，有感染大量黴漿菌卻沒有咳嗽的病人，常常只是因為目前還沒有被感冒病毒感染啟動，但大部分至少皆有卡痰、清痰與容易疲倦等症狀，若長期感染，甚至會影響睡眠與關節問題。

老人家真的很能忍耐，大家都聽過很多老人家常常咳一聲吐一口痰出來，其實這都伴隨有慢性黴漿菌感染而不自知。而長期的支氣管慢性發炎，當有一日真正被嚴重的流感或新型冠狀病毒感染時會怎樣呢？當然就是重症患者候選人，這才是我真正擔心的，也是目前整個世界正在發生的。

●原因三：腸胃健康幾乎都不太好，竟然多是澱粉惹的禍！

太高比率的人，通常都是偏愛澱粉（白飯與白麵粉）主食一族，無論主食和點心都是吃精緻碳水化合物，好像都一定非要這麼吃才行，不這麼吃就好像讓自己餓肚子一樣。我最常聽到的回答就是：「不這樣吃！那我要吃什麼？」

像大人最常吃的麵、水餃、饅頭、麵包與甜點，小孩子則會有更多的餅乾、三明治、蛋糕和含糖飲料，這樣吃腸胃可是非常容易發炎，例如腹脹、腹瀉、便秘、消化不良與食慾不振等等。尤其，攝取太多，當然容易負荷過大讓腸道延遲消化和脹氣，造成各種壞菌滋長，壓抑益生菌的生存空間。

我也常常刻意檢查他們的血液，結果如出一轍，腸胃不好的病人血液裡面的各種毒素雜質、腸漏塊、膽固醇結晶，甚至血栓塊、黴漿菌、黴菌和白色念珠菌常都是滿滿的，此刻的你如果一旦被傳染感冒了，自然就很容易久咳不癒。

若用中醫理論來看，脾胃屬土，土生金，金屬肺，缺土就不能生金、潤肺，而脾胃不好、肺氣不足，自然容

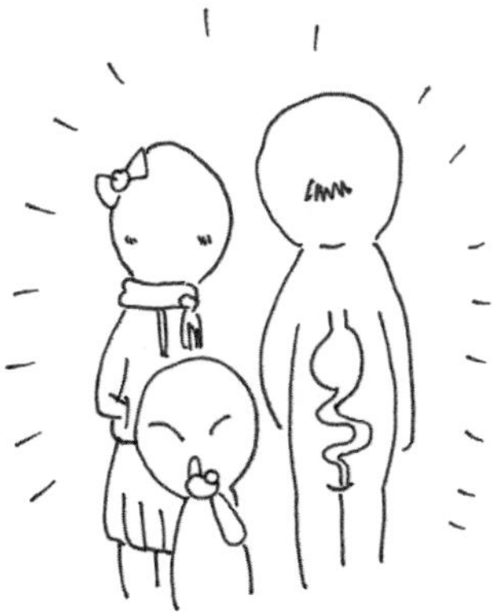

一人咳嗽發作，全家人得一起養生。

易咳嗽。治療方式則是溫暖飲食，補足元氣，吃對食物減少精緻澱粉，補充益生菌與酵素類食材與保健品，自然能重建腸道生理環境、重現生機。

病人自己更會發現，只要兩個星期絕對限制所有澱粉食材，但是蛋白質攝取量不變，同時要攝取兩三倍原本各種蔬菜量，記得用冷壓好油料理再加點好鹽，來補充減少的澱粉熱量來源。如此一來，我發現到有做到的病人常常根本不需要吃藥，咳嗽就自己好了。

病人常問我怎麼那麼神奇，而我的飲食建議就是請他們盡量不要吃澱粉而已，沒有想像的這麼困難，因為最終目的是要他們不吃會轉化成細菌的葡萄糖食物而已，不僅僅咳嗽好了，體力也變好了，氣色也變好了，連體重都順便少了兩、三公斤。

●原因四：食材屬性不忌口，讓腸胃虛冷或發炎

越好吃又討好味蕾的多半是寒熱兩極端屬性的食物。寒性食物，例如各種冰品、甜食、冷飲（含糖）、啤酒；以及寒性蔬果類，例如西瓜、哈密瓜、香瓜、冬瓜、半天筍、白菜與白蘿蔔等皆是。燥熱食物，例如炸雞、薯條、

Q 什麼樣的人容易感冒時誘發咳嗽？

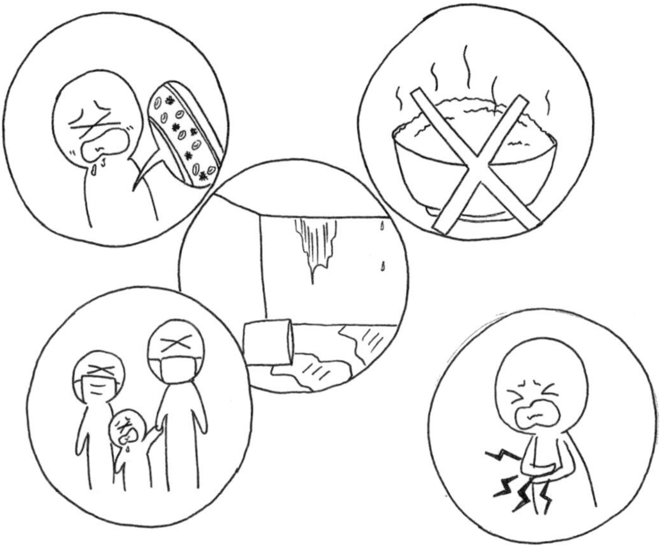

➔ **原因 1**：絕對多數咳嗽病人，血液內黴漿菌數量很多。

➔ **原因 2**：任何家中成員咳嗽，全家就會被感染。

➔ **原因 3**：腸胃健康幾乎都不太好，竟然多是澱粉惹的禍。

➔ **原因 4**：食材屬性不忌口，讓腸胃虛冷或發炎。

➔ **原因 5**：生活環境狹小潮濕、常又通風不良。

肉乾類、鹽酥雞、燒酒雞、薑母鴨等，而水果中的龍眼、荔枝與菠羅蜜就更不用說了。

雖然所有這些食物並不會一無是處，但絕對只是少量調節食用，否則長期寒熱交替入口，你的腸胃會因寒食而虛冷，繼而因燥熱飲食而發炎。

甚至，有人四季不分，飲食不忌口，冬天開暖氣寒食，夏天吹冷氣熱補，對健康而言，這可是逆天而行罄竹難書，此刻只要任何感染上身，重症的那一個就可能是你了。

我是永遠不建議吃各種寒涼甜的食物當作主食，尤其忌口各種煎、乾、炸、烤等等過度烹煮食物。尤其，生病咳嗽的時候，更應以新鮮蔬果（尤其辛香菜）加少量五穀雜糧與適量葷素蛋白質，以及健康好油脂，以這些溫暖健康食材為主食，來補充營養增強抵抗力，方能安全過關恢復健康。

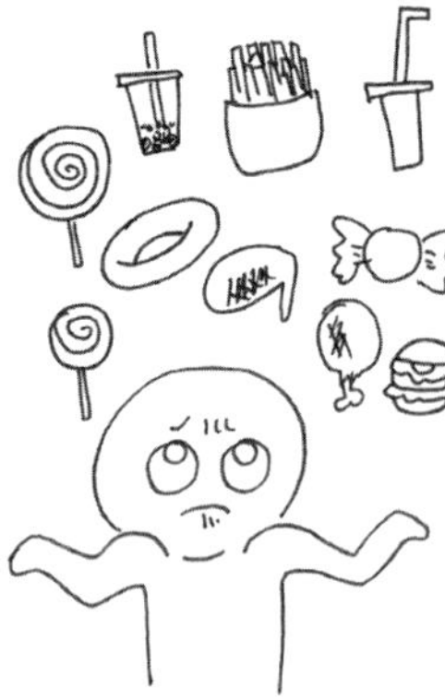

吃錯食物，咳嗽當然好不了。

! 秒懂常見食材寒涼燥熱屬性

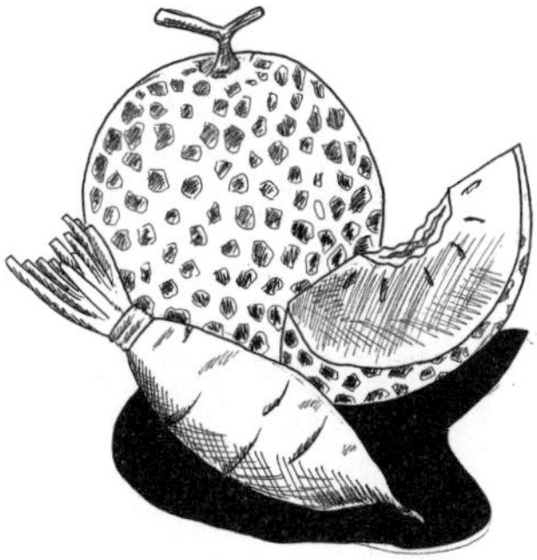

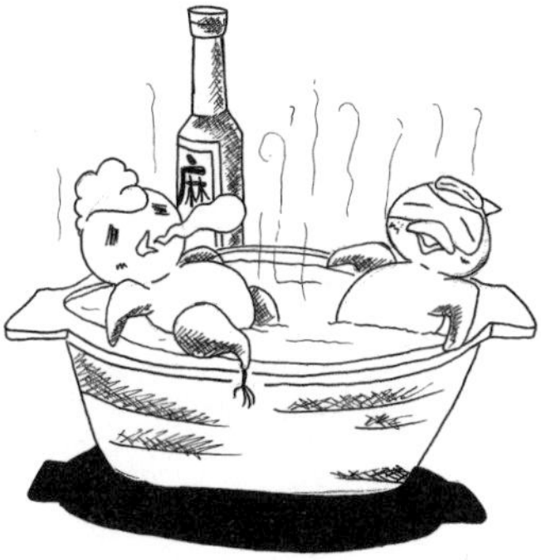

→ 寒性食物，例如各種冰品、甜食、冷飲（含糖）、啤酒；以及寒性蔬果類，例如西瓜、哈密瓜、香瓜、冬瓜、半天筍、白菜與白蘿蔔。

→ 燥熱食物，例如炸雞、薯條、肉乾類、鹽酥雞、燒酒雞、薑母鴨等，以及水果中的龍眼、荔枝與菠羅蜜。

原因五：生活環境狹小潮濕、常又通風不良

陰暗潮濕的環境，正是黴漿菌與黴菌、灰塵、塵蟎共舞的「好地方」。如果你的生活與工作環境陰暗潮濕又通風不良，咳嗽就容易上身。我們許多大都會老舊社區不正是如此，巷弄狹窄，人口、車口擁擠，自然環境髒亂，是最佳寫照。

雖然輕微感染黴漿菌時沒有明顯症狀，但嚴重感染時可是會得黴漿菌肺炎，也會喘咳到讓人住進加護病房，不可不慎。

黴漿菌容易上身，可以用一個中醫名詞叫做體內濕氣太重，就是五行中的水元素太多了，濕氣重的人看起來就是整個人腫腫的淋巴循環不太好，頭髮出油、臉色油膩、舌苔黏膩、小腹凸出、排便黏稠會黏馬桶、精神體力不好且容易累。

身體內外都要除濕氣，才能根絕黴漿菌

在上一篇文章已經分析了哪些人容易感染黴漿菌，就是最容易發生在喜歡吃各種澱粉為主食的濕氣重患者，而居住環境潮濕不通風正是外在濕氣

太重，一定會加重體內的濕氣，造成一加一大於二，讓身體壞上加壞。

況且，反覆檢測在陰濕密閉環境中生活的病人血液，我經常能發現數量龐大的黴漿菌和各種黴菌，而體內濕氣越重的人，這個結果往往是越嚴重的，所以我們可以不注意自己的生活環境，不去做改善嗎？

我個人在整體醫學的基本觀念上認為，有黴漿菌感染時，除了出現嚴重呼吸道咳嗽，甚至發燒症狀的病人，需要吃抗生素之外，其實大部分病人是不需要的。改善的方法很單純，就是去除黴漿菌喜歡的環境，例如改善體內濕氣，以及生活中潮濕、陰暗、不通風等等環境問題要解決。

請大家務必要降低體內濕氣，除了大大減少澱粉攝取，多用好油料理各種蔬菜來取代澱粉能量區塊，並且每日規律運動做體內排濕。

別忘了，還要盡量讓自己呼吸到潔淨的空氣，尤其在有霧霾的天氣、生病時一定要開空氣清淨機、出門要記得戴口罩，以及下雨天要開除濕機。空氣品質好的天氣則養成習慣常打開窗戶加強通風，清掃整個房間的角落床底櫃頂，定期清洗棉被曬棉被，做好外在環境濕氣與空氣品質管控。內外合擊這樣做，真的好重要。

同時多接近陽光、山林、青草、大地等大自然環境淨化身心靈；萬一生病期間，不加班、不應酬、不喝酒、不熬夜，忌口所有甜寒涼食材，喝潔淨溫暖好水，煮好湯喝好茶，辛香料入菜行氣活血化痰消瘀，加上多伸展舒筋活絡，並持之以恆才是真理。

至於黴漿菌感染導致咳嗽要不要治療？在此分享我多年臨床經驗，讀者可根據症狀輕重來決定處理原則：

1. **無症狀感染者**：多半是已咳嗽病人的親友同事同學，當然不是絕對但請相信你就是，一定要避免接觸做好保養最重要。
2. **咳嗽輕微不明顯者**：要開始特別注意生活起居保養，補充各種維生素營養素，增強免疫力自然痊癒為自己加分。
3. **急性咳嗽症狀**：多半是有感冒感染後引發，除了先做足保養以外，建議您找專業醫師幫忙。
4. **慢性咳嗽症狀**：當然不要拖，絕大多數不只是過敏這麼簡單，更不要習慣成自然緩處理，請記得保養保健更重要。
5. **嚴重症狀**：咳嗽加劇甚至導致呼吸急促、喘鳴、呼吸困難，無論是否已經服藥，請立即看診甚至掛急診住院。

黴漿菌感染，目前最快、最簡單的治療方法，就是用抗生素，只是療程要兩個星期以上，才能清除至血液中幾乎沒有黴漿菌的程度。雖然很有效果，但是黴漿菌為什麼會養在體內的根本問題沒有解決，可預見的是在不久的將來，所有問題都將復發。

所以結論就是，必須指導病人好好照顧自己，讓自己成為不適合黴漿菌生存的生活環境，才是最重要的事情。雖然不斷的咳嗽生病、不斷的吃藥，好像大家多年來都沒有什麼問題，但是常生病、常發炎，總有一天會讓你大買單的。

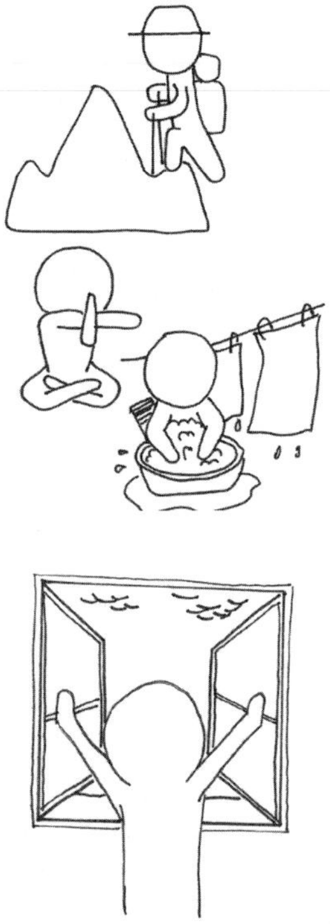

多運動舒筋活絡筋骨有助於預防感冒。

04 新冠肺炎為什麼吃黴漿菌藥物會有效？

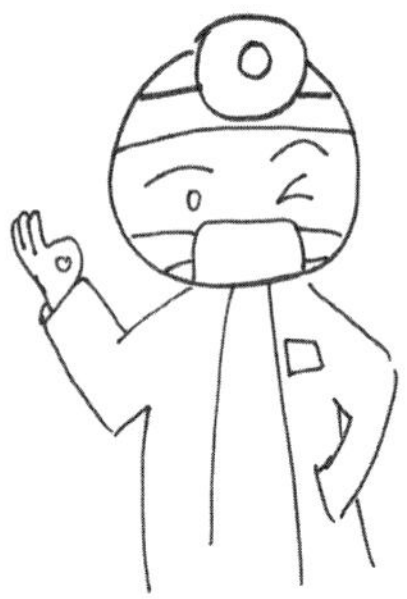

冬天和春天是黴漿菌侵入大部分人類的季節，而且絕大多數人的症狀不明顯，甚至連咳嗽都不會，如果只是卡卡的、有一點點呼吸道的小症狀，人們是不會認為自己有感染的。

●是不是冠狀病毒跟黴漿菌有共生互利的關係？

二〇二〇年是我覺得黴漿菌感染最嚴重的一年，因為絕大多數病人的血液檢測放到高倍顯像顯微鏡下，都可以看到龐大的黴漿菌數量，那當然有人多有人少，但比起過去十三年來的平均檢測經驗真的是多很多。

還有一件是值得我們注意，為何在美國新型冠狀病毒病人很多都有服用黴漿菌藥物日舒處方呢？因為臨床發現有助於減少他們的咳嗽嚴重程度，病人痊癒機會就大多了；不過，我個人認為有效是因為清除黴漿菌的結果，黴漿菌藥物日舒本身應該不能對抗新型冠狀病毒。

黴漿菌感染對於新冠肺炎的病人而言，黴漿菌就像一鍋湯的高湯湯底，而服用清除黴漿菌藥物日舒，雖然可以減少咳嗽嚴重程度，增加病人痊癒的機會，我們人類是不是要反省為什麼要讓黴漿菌這麼輕易上身呢？

我個人預期是不是在得到新型冠狀病毒後，可以根據病人的黴漿菌感染量來決定是無症狀、輕症、中症、重症呢？如果是，無疑印證著：黴漿菌影響著新型冠狀病毒感染後的疾病嚴重度，這樣的結果豈不是告訴我們要非常重視黴漿菌感染，不能再像以往輕忽它。相信未來應可證明我的推論。

●身體時常在發炎狀態，加重新冠肺炎

紅血球是幫助攜帶氧氣，並清除體內二氧化碳的大功臣；當一部分的紅血球被黴漿菌侵蝕掉了，這也代表著我們的血氧濃度可能會降低，因為會做事又有效的紅血球降低了，再加上黴漿菌所產生的血清外毒素可能會產生很多的症狀。

黴漿菌感染者的特點

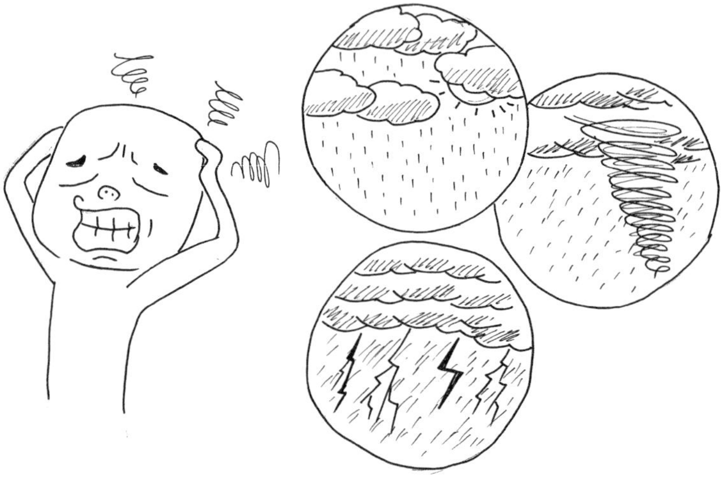

- 不一定會咳嗽
- 常喉嚨有痰卡卡的
- 鼻涕倒流
- 有點點像過敏的症狀
- 被某一個感冒病毒感染之後才會引發咳嗽
- 絕大部分是輕微的黴漿菌支氣管炎
- 少數會變成黴漿菌肺炎
- 也會干擾的關節，成為黴漿菌關節炎

許多醫學雜誌都指出，黴漿菌在支氣管和肺泡附近繁殖造成發炎，勢必容易加重新冠肺炎的症狀，兩者是標準的同質性疾病源，一加一就可能大於二。也就是說，如果將黴漿菌先控制好，自然能讓新型冠狀病毒的控制變得容易，這應該就是為什麼抗黴漿菌的藥物會有效的真正原因。

新冠肺炎患者會不會變成重症，除了黴漿菌數量多寡的指標外，我相信跟生活習慣健不健康有很大的關係。如果你的飲食習慣是屬於高澱粉、高熱量等發炎食物，例如甜煎乾炸烤方式來料理葷素食材，或者是常吃速食餐飲、重口味的外食族群，應該就是比較多機會讓身體保持在發炎狀態。

這樣的飲食長期下來，通常外表看起來就是腫腫的，油油的，這種就是淋巴循環不好，也就是中醫講的氣血不通濕氣重。這種體質在健康上一定會有許多問題的，尤其很容易造成各種三高慢性病，甚至不小心感染新型冠狀病毒後，成了最容易變成重症的族群。

●當黴漿菌被控制，就能讓新型冠狀病毒的肺炎症狀趨緩

黴漿菌和新型冠狀病毒屬於同類的非典型呼吸道感染，非典型肺炎的治療

方針其實大致上是一樣的，療程則都需要兩個禮拜以上，甚至需要一年以上都有可能。所以，新型冠狀病毒感染者，我相信可能也是這個原因，造成病毒和抗體會共存，那是因為還沒有滿兩三個禮拜以上，剛剛產生的抗體並沒有完全清除掉所有的病毒這麼簡單，應該也會產生因人而異的各種變化。

我從臨床觀察發現，黴漿菌感染者的治療療程常常都會超過兩個禮拜以上。嚴格說來，多久其實也沒有一定的根據，醫生常以病人的治療反應來決定是否有效，以及需不需要繼續吃藥；而我則是從一萬五千倍的高倍顯像顯微鏡上，以黴漿菌變化來判斷黴漿菌感染者痊癒與否，來決定是否停藥。

黴漿菌感染者還有一個特點，就是不一定會咳嗽，常常都只是喉嚨有痰卡卡的、鼻涕倒流，甚至只會有點點像過敏的症狀而已。要產生感冒咳嗽的症狀，通常都是要被某一個感冒病毒感染之後才會引發，而且絕大部分是輕微的支氣管的症狀，雖然也可以變成黴漿菌肺炎，但絕對是極少數案例。

許多研究顯示，新型冠狀病毒治療上可以用奎寧、日舒、硫酸鋅、維生素C和維生素D_3等組合，這雞尾酒方式能達到極低的死亡率。究竟是不是因為黴漿菌被控制，讓新型冠狀病毒的肺炎症狀減緩了，如果確定是這樣的機轉，如此一來，我們的免疫系統只要專心對抗新型冠狀病毒，然後產生抗體就可以了，未來加上疫苗達成群體防疫，再加新藥問世，人類對於新型冠狀病毒的恐懼就此結束，是否真是如此，就交由時間來證明吧！

● 黴漿菌和新型冠狀病毒兩者是否有某些生存相互關係？

治療黴漿菌的用藥對新型冠狀病毒病人，可以緩解、可以治療、可以減少病毒量，甚至縮短住院率，並減少死亡率。這代表的是什麼意思？

第一、是不是黴漿菌的感染，會加重新型冠狀病毒造成肺炎的嚴重度？

第二、是不是殺死黴漿菌的藥物，也可能殺死新型冠狀病毒或者是抑制病毒的繁殖？

第三、會不會是黴漿菌跟新型冠狀病毒有一些共同的共生關係，把黴漿菌殺死了，新型冠狀病毒也就不能繁殖了？

日舒是當前治療新型冠狀病毒的配合用

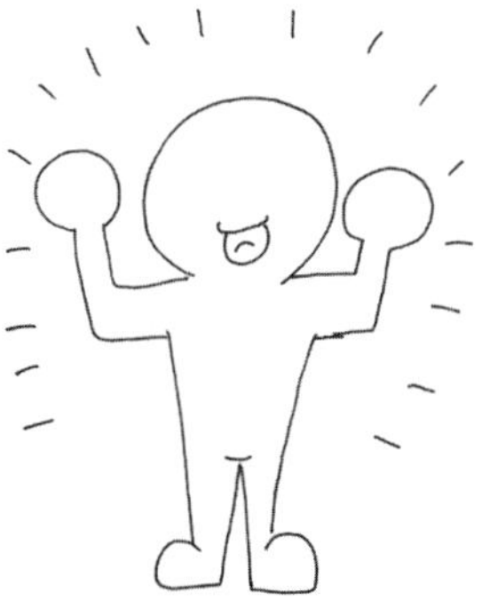

非常健康的人，體內幾乎找不到黴漿菌。

Q 黴漿菌和新型冠狀病毒，關係大 !?

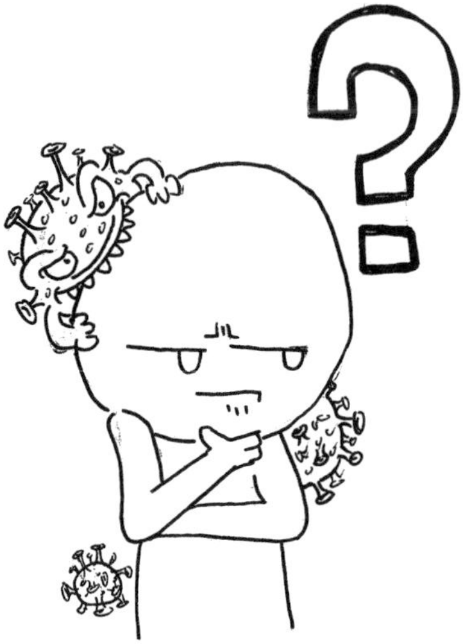

➜ **推測 1**：是不是黴漿菌的感染，會加重新型冠狀病毒造成肺炎的嚴重度？

➜ **推測 2**：是不是殺死黴漿菌的藥，也可能殺死新型冠狀病毒或者是抑制病毒的繁殖？

➜ **推測 3**：會不會是黴漿菌跟新型冠狀病毒有一些共同的共生關係，把黴漿菌殺死了，新型冠狀病毒也就不能繁殖了？

藥，於二〇〇〇年美國發明的新藥，主要用來治療黴漿菌感染，當年就躍居美國醫師最常用的處方，因為簡單只要一天吃一顆，一盒六顆吃六天的一個療程，還可以停六天持續有效，再決定是否加一療程。

日舒我也已經用了二十年了，它對於清除黴漿菌是有相當的效果，如果用日舒就可以幫助治療冠狀病毒肺炎；以此來推測，冠狀病毒是不是跟黴漿菌有部分共同的關係呢？

黴漿菌非常小，只比病毒大一點，是全世界最小細菌生命，我用一萬五千倍的高倍顯相顯微鏡可以清楚看到黴漿菌，它很喜歡寄生在紅血球裡面全身走透透，尤其黴漿菌喜歡影響我們的支氣管跟肺部，所以會有黴漿菌支氣管炎、黴漿菌肺炎，也會干擾我們的關節，顧名思義就叫做黴漿菌關節炎。

黴漿菌最聰明的地方，是它借住在我們的身體，卻幾乎不會要我們的命，它早已學會跟我們共存，而我們人類也習慣它的寄生。但是，我個人還是認為這個就是一種細菌感染，絕對不把它當作是寄生共生或是共存共榮。

我個人有個新的論述，那就是二〇一九年新型冠狀病毒突變以後，全人類都沒有任何抗體可以抵抗病毒侵入人體後的傷害，如果用日舒可以幫助治療冠狀病毒肺炎，是不是代表著冠狀病毒是藉著黴漿菌在紅血球內的聚成球狀體的家寄居，當黴漿菌被殺死後，加上奎寧的免疫調節跟抗病毒效果，以及硫酸鋅和維生素D幫忙增強免疫力，冠狀病毒也就一起消滅了，有待未來時日證明。

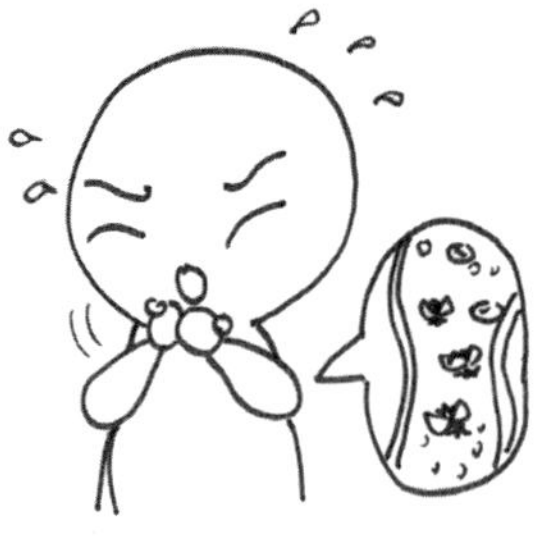

感冒咳不停，都是黴漿菌惹的禍。

4

PART

咳嗽退散，用整合醫學逆轉呼吸道疾病

01 正確面對感冒，是守護呼吸道之根本

「我感冒了！」正確的意思指的是你被任何一種呼吸道病毒感染了。二〇一九年底開始流行的新型冠狀病毒（COVID-19），讓全人類了解一個新呼吸道病毒出現，能夠對整體人類社會造成多大的傷害。

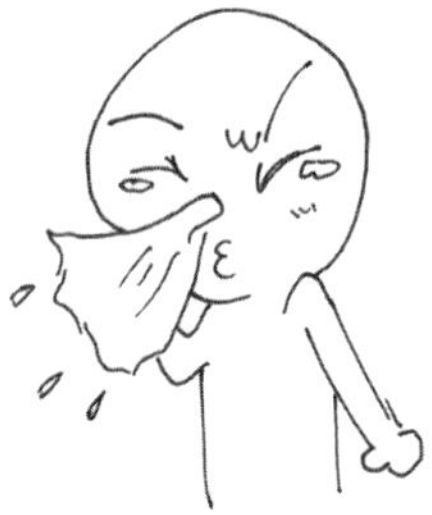

●絕對不要輕忽感冒

全世界的人都發現到，健康的人跟不健康的人得病之後，輕重有別、生死也有別。因此，一個身心健康的人，必須要擁有不會隨便感冒，以及即便感冒也會迅速痊癒的身體。

世界衛生組織對於人類健康標準的定義其中就包括：「對一般感冒和傳染病有一定抵抗力」。人類最常見的炎症反應，其實就是感冒引起的，因

為實在太常見了，大部分人會認為感冒是再平凡不過的呼吸道疾病。

但你知道嗎？這個被多數人們輕忽，但是專家惶恐的感冒所導致的併發症，竟然是我們晚年生命結束的根本原因。原來人類的晚年，有一大半是因為慢性病長期折磨後，再因感冒引起肺炎與各種合併症，導致全身器官衰竭而死。二〇一九年開始的新型冠狀病毒全球感染，更是告訴我們這個殘酷事實。

●感冒是生病之源，不可輕忽以免因小失大

人類最常見的生病炎症感冒，是經由各種呼吸道病毒感染後，引起呼吸道黏膜腫脹、發炎，例如鼻塞、流鼻水、喉嚨痛、咳嗽與發燒、頭痛等種種症狀，而一不小心還會引發二次細菌感染，例如肺炎、鼻竇炎、中耳炎，甚至腦膜炎等。各種感冒病毒無所不在，且不斷在突變，人一生當中，沒有人不會感冒，重要的是要擁有健康的身體與正常的免疫力，並養成正確的飲食生活，減少感冒上身，讓自己在感冒來襲時能輕鬆自然痊癒。

很多醫師都認為自己科內的專業疾病才是萬病之源，在世界上所有學科之中，沒有任何一個學科比醫療健康領域更加混亂不堪。大家都聽過好多

好多萬病之源，例如：腸胃病、脊椎不正、自由基氧化、疲勞、情緒、宿便毒素、濕氣……，以及其他一籮筐，像是：糖尿病、肥胖、缺水、高血脂、溫度變化（空調）、動物蛋白、細菌衰老、自律神經失調、身體僵硬、錢幣細菌等等，都是萬病之源！

有鑑於此，我在兩年前（二〇一八年）就出過一本《良心醫方》，其實前面上述的幾乎全部寫到了。

健康是環環相扣，一個身體八大關鍵互相牽制互補損益，脊椎、胖瘦、毒素、腸胃系統、是否發炎、感冒與感染、藥害、能量都很重要，這個世間絕對沒有僅針對一個生理問題或是吃一種維生素，就可以讓全身健康的方法；我相信也沒有哪一個身體系統是不重要的，因為都好重要，缺一不可！沒有注意到就會是你生病之源，不可輕忽以免因小失大。全面望聞問切，才是防病的健康之本。

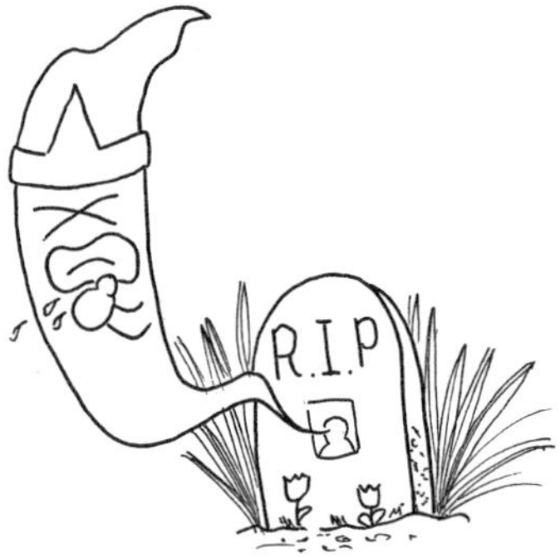

感冒是壓垮身體健康的大殺手。

02 吃對了，發炎不上身！

呼吸道感染跟任何生病是一樣的，都是你的身體發炎了。因此，減少發炎甚至不發炎，刻不容緩。只是該怎麼做呢？

首先，就是不吃很容易讓體內發炎的食物，你絕對想像不到，原來就從我們的食物三大營養素著手就對了。如果想要額外補充營養品，維生素C就可以保護我們，大事化小、小事化無，就是這麼簡單！

●第一招：大量減少澱粉類食物，讓身體不再冒黑煙

為什麼要大量減少澱粉類食物呢？那是因為我們平常都吃太多了，許多人可能百分之七八十的熱量都習慣攝取澱粉類食物，享受那吃飽飽才舒服的感受。用比較清楚的大白話來講，意思是你就是一個燒煤炭得到動力的火車，必然會冒黑煙，可是出門一趟就烏煙瘴氣了。

一般我的建議就是至少先砍平日的一半攝取量，尤其是白色澱粉（麵粉、白米）和糖（尤其是精緻糖和所有甜食）等會產生很多葡萄糖的食物。葡萄糖像煤炭一樣動力產值太差，一公克葡萄糖僅能產生四大卡的能量，而脂肪一公克有九大卡能量產值，是攝取同量葡萄糖的二．二倍，而蛋白質食物常含有相當比例的脂肪成分，單位總能量產值必大於澱粉食物許多。

簡單健康的飲食是三大營養素皆平均攝取，也就是說很多人澱粉食物多吃了一倍（原本只能吃三十三％的澱粉食物），甚至比起等分量的蛋白質與油脂食物多很多才會有飽足感；但飽足感的代價卻要付出更多的能量消化，而且常常還吃超級過量，腸胃負擔大、血糖負荷大，腸胃功能會好嗎？

大部分的肥胖與糖尿病，不就都是這樣發生的嗎？身體能不發炎嗎？然而，只要改變多攝取一點點油脂和維持原本的蛋白質攝取量，不用多吃什麼，這樣就夠了！

如果你超級怕飢餓，只需無限量青菜好油加上好鹽料理，一定滿滿的飽足感又幫助消化，腸胃負擔不會增加，免疫力恢復了，不就什麼病都沒了嗎？然而，要大家在吃的行為上做改變，真的好難！因為這些人不吃不行，一定要吃啊！

●第二招：蛋白質雖然很重要，但不可無肉不歡

吃蛋白質當然很重要，很多廣告都說補充好的蛋白質七天可增強體力，而且吃蛋白質會長肌肉和合成神經傳導的物質，足夠的蛋白質更是良好免疫力的保證。但是，跟澱粉食物一樣的問題，現代人不患寡而是患過量啊！三分天下就是蛋白質三分之一，如果用二千大卡來當一個正常人能量正常消耗，你可能不知道大約只要四百公克的瘦肉或是豆腐干扣掉六十%含水量，熱量大約就是六百四十大卡。這個可是你一整天的蛋白質總攝取量，任何人隨便就會吃過量的。

吃太多蛋白質可是會經由糖質新生作用，將蛋白質轉化成葡萄糖，也就是說身體一旦察覺有過多的蛋白質，會經由肝醣形式儲存，最後再轉化成三酸甘油酯儲存在肥胖細胞內。

長期的高蛋白質飲食，就有各種紅肉攝取太多和肥胖的問題，能不注意嗎？加上要好吃，必須要有油脂和煎炸烤滷燉。當然，肉與黃豆本身的天然好油是沒問題，但是烹調用油品選擇與高溫烹調問題就大了，過度烹煮會讓油脂酸化，並產生各種毒素，加上油脂熱量，絕對不可小覷。

●第三招：用對油、吃對油脂

好油不僅可以降發炎，還可以補充營養提供熱量，可以製造健康的細胞膜與粒線體，讓我們擁有良好的免疫力，真的太重要了。其實問題也是一樣，就是不能過量也不能太少；還要加上一個重點，那就是要正確平均攝取才健康。

主要的油脂攝取有三大類四種成分：飽和脂肪酸、Ω9單元不飽和脂肪酸，以及Ω6和Ω3多元不飽和脂肪酸。一樣是三分天下攝取，是我的最愛與建議。

一般的動物性油脂（葷）和我們最常用的橄欖油、苦茶油（素），其實就是飽和脂肪酸和Ω9為主要成分，基本上正常攝取使用都是健康的。

攝取飽和脂肪酸主要就是提供熱量，像是Ω9是幫忙飽和脂肪酸燃

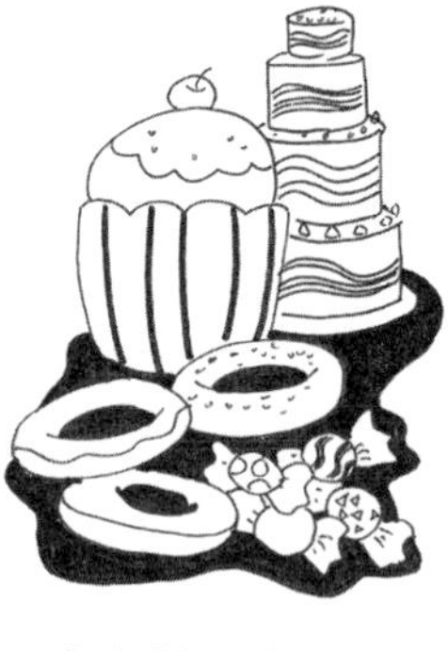

減少糖分攝取，身體會更健康。

！三招讓你身體不發炎

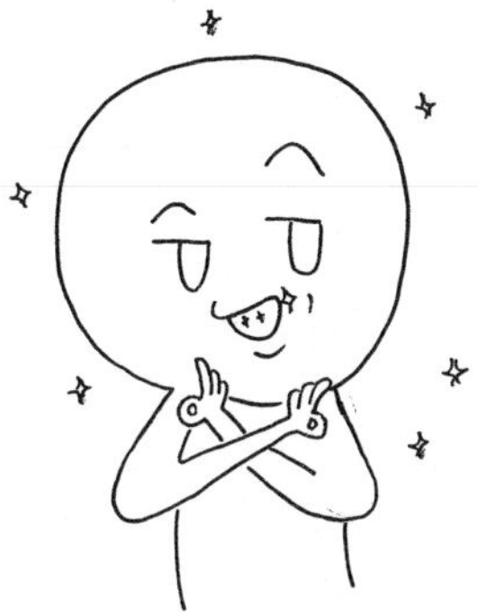

➔ **第 1 招**：大量減少澱粉類食物，讓身體不再冒黑煙。

➔ **第 2 招**：蛋白質雖然很重要，但不可無肉不歡。

➔ **第 3 招**：用對油、吃對油脂。

燒，我們每天都需要消耗；高含量Ω 6 的油是所謂的黃豆油、葵花油、玉米油、菜籽油、花生油等等皆是；高含量Ω 3 的油就是魚油、紫蘇油、亞麻仁油和印加果油。

特別要提到的是Ω 6 高含量的油到處都是，例如各種平價素烹調油和各種堅果、豆類食物內有高含量，現代人的問題是幾乎都攝取過多。然而，Ω 6 攝取過多的問題，反而會讓人類發炎，因此需要有適量的Ω 3 來平衡且降低發炎，才能保持身體健康這就是本篇重點。

那我們需要吃多少Ω3才夠呢?回到基本架構三分天下觀念,Ω6和Ω3共占三分之一。生理機能很奇妙,少量的Ω6可以讓人類降低發炎,但過量的Ω6卻會讓人類發炎。

今天的問題就是大家的Ω6都吃太多了,可以合理推測大家都處在慢性發炎狀態,一定要刻意減少攝取才能降低發炎指數;反過來說Ω3多攝取卻可以讓人類降低發炎,只可惜Ω3不存在於大部分的料理油脂。

除了魚油外,Ω3油品特別不適合高溫烹調,只能另外單獨未烹調攝取,很多人因此退避三舍。如果再加上不吃魚,發炎問題就很嚴重。

然而,今天海洋污染問題超級嚴重,海產的魚蝦貝蟹都有重金屬中毒和塑膠微粒的問題,我必須建議改成多補充植物性的Ω3會比較安全,才不會另外製造健康的問題。每天最少攝取十至二十毫升高含量Ω3的紫蘇油、亞麻仁油和印加果油,可以讓Ω3、Ω6平衡,因為唯有讓飽和脂肪酸、Ω3加Ω6和Ω9三分天下,才能健康滿滿。

●小兵立大功,請不要小看維生素C

對抗各種呼吸道感染，包括新冠病毒，一個簡單的有效方法就是每天平均至少攝取四次的維生素C。根據藥理學研究發現，維生素C的血中濃度需隨時達到五十到七十uM，才能執行抑制甚至殺病毒細菌的功能，也能讓白血球殺病毒細菌的能力更是大大加強。

我們平常可以吃一般的維生素C，但生病的時候，像是食慾不好導致腸胃健康也會降低，請選擇服用比較不傷胃的微脂粒C或緩釋錠C等製劑；如果有特別不舒服時，甚至可以每一兩個小時吃一顆，連續三、四次，記得同時要喝一百五十至二百毫升的溫開水，尤其在感染初期的前三、五天是病毒增生期，你的腸胃只要沒有不舒服，我建議大家這樣做，絕大多數的病人會回診告訴我真的很有效。

一般維生素C的半衰期只有三點四個小時，微脂粒維生素C製劑則可以持續六個小時以上，這也就是為什麼即便是任何長效型製劑也一定要一天吃四次才夠。雖然吃更高的劑量是沒有學理根據，但我個人經驗卻發現到，在剛接觸病人或突然不舒服時，我會在更短時間間隔內一次一顆、多吃幾次的效果非常好，比六個小時吃一顆效果好太多了。

專家也研究發現維生素C不論是大或小劑量劑型，服用後血中濃度最多就是達到七十uM而已，也就是維生素C劑量高低跟血中濃度關係很小，所以說無論單次或多次，吃越高劑量吸收也越多的迷思是錯的。

我的重點是，一次就是一顆，尤其在生病初期五天內的短期間病毒增生時多吃幾次，讓血中濃度盡量能夠保持達到七十uM，但總攝取劑量仍以不超過三千毫克，最多不超過五千毫克為原則。再加上不斷地只喝溫水、只吃溫暖的健康食物，讓體溫保持在三十六．五到三十六．九度之間，這樣子白血球才會保持高度活力與戰鬥力，這樣血清中的維生素C就可以全力保護我們，大事化小、小事化無，安然當達爾文進化論的贏家。

維生素 C 是健康大幫手

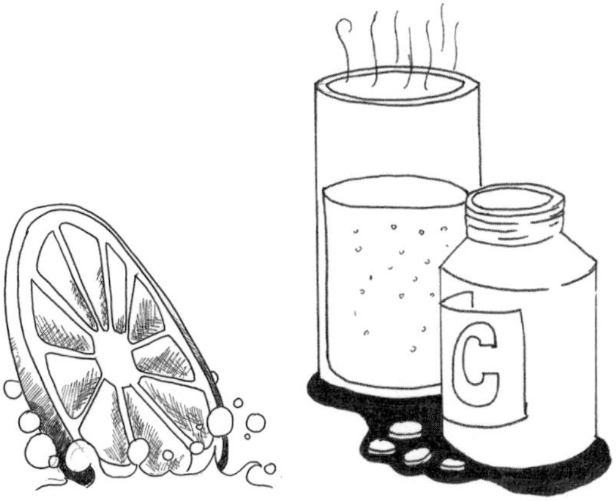

- **理由 1**：維生素 C 劑量高低跟血中濃度關係很小，無論單次或多次，吃越高劑量吸收也越多是錯誤的迷思。
- **理由 2**：服用維生素 C 的目的是讓它執行抑制甚至殺病毒細菌的功能，並強化白血球殺病毒細菌的能力。
- **理由 3**：即便是任何長效型製劑，維生素 C 一定要 1 天吃 4 次才夠，讓血中濃度隨時達到 50 ～ 70uM。

03 咳嗽病人絕大多數都是體虛

整合醫學為什麼真的很重要？因為整合醫學包括：中醫、西醫、各種自然醫學、量子醫學等等所有的醫學，可以幫助大家恢復且常保健康！

我看到的咳嗽病人其實絕大多數都因為一個虛字，所以把這個「虛」補起來就是最重要的課題。

我可以從咳嗽病人的中醫體質檢測儀檢查得到相當一致的報告，當然也可以從中醫專業的氣色、舌診、把脈等望聞問切得到答案，做出來的報告絕對多數都是腎虛、脾虛、肺虛，臟（裡陰）的報告嚴重，而腑（表陽）常常尚未顯現。而多數人會表現陰虛有火，造成表相火氣大的症狀，例如：頭脹、胸悶、口乾舌燥、想吃涼的，心火肝火旺、心包經壓迫等現象。

同時中醫九大體質報告，氣虛、陽虛、陰虛常常三選一或三合一，且明顯濕氣重，長期濕氣留在體內就會凝結成痰，就變成痰濕、濕熱的體質，濕氣重的特性就是外表看起來黏膩，油油腫腫的，讓十二經絡氣機不流通。通常越老越嚴重，而這些報告幾乎是常態！由於這樣的報告總是不斷的重複出現，因此我會習慣性提醒大家十二經絡、陰陽五行一定要平衡調起來。

●不養生、也不好好休息，是現代人的通病

西醫救急，中醫固本，中西醫都有共識，就是說你在西醫治療後病情緩解或者是痊癒之後，寶貴的中醫保養就是非常重要了，因為如果你不保養，你的體質沒有改善依然如故，下一次再感冒了，就會繼續咳嗽繼續不容易好，萬一來個重感冒（包括流感病毒、新冠病毒），你很可能就是重症肺炎患者的候選人。

咳嗽的保養還是要從整體健康著手，如果常常容易咳嗽，代表你容易被各種呼吸道的病毒細菌感染，並因此留下後遺症，主要原因就是免疫防護力不足，也就是你的健康有不足之處，需要全方位的保養，才能夠真正遠離呼吸道感染咳嗽的威脅。

那麼，為什麼免疫力會不足呢？是消耗太多嗎？很忙很累嗎？我認為一

個很重要的關鍵就是：不養生、也不好好休息，只知道衝衝衝，是現代人最不應該的原因。事實上，多半兩者皆有，是大多數人的現狀與通病！

●十二經絡的觀念保養

人類擁有絕佳的適應能力，這是我們優勢存在於地球的主要原因，但我們不可自恃而驕，應隨時讓自己保持在彈性的良好狀態。十二經絡越平衡，適應天候、生理變化就越強大，承受任何急性感染症的能力必然越好。

我們千萬不要測試自己人體健康的底線，將身、心、靈繃到極限或放得太鬆都不好，大家都下決心去實踐，做自己最好的家庭醫師，才能達到長壽、健康、快活的目標。

我們可以從十二經絡檢測報告中的缺失，單項一一局部處理，再利用整合醫學全面調理，身體無病無痛當然十二經絡暢行無阻，什麼感染來了都不怕，自然常保健康。

一五一頁的圖是典型咳嗽病人報告，其實也是大多數中老年人的檢測報告，這都是台灣的大環境和生活飲食習慣造成的。

典型咳嗽病人的十二經絡檢測報告圖

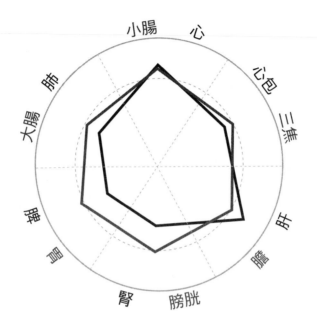

對應小腸、三焦、膽、膀胱、胃、大腸

對應心、心包、肝、腎、脾、肺

➔ 內側圓代表正常值，經絡點落在外屬旺，落在內屬虛在局部經絡調理方面，我們可以從飲食作藥食同源，以及改善生活作息同時著手。接下來，就針對①肺虛、②脾虛、③心火旺、④腎虛、⑤心包經壓迫、⑥肝火旺等六大方向逐一說明。

●肺虛：有氣無力、面色白、容易感冒

經絡調理這麼做！

手太陰肺經：寅時（早上三點至五點）肺經旺，寅時睡得熟，臉色紅潤精氣神足，肺朝百脈，調理全身氣血輸送與臟腑機能，氧氣輸送充足，自然精力充沛，五點後天亮了，開始一天的健康生活，所以一定建議大家每天早睡早起有精神。

絕大多數人是肺虛問題，首要任務就是補肺氣，在食補的部分，我最喜歡的就是燉一鍋四神湯，是我的首選，是「佐君之謂臣」的中藥，雖無治主病之力，但能溫脾健胃，有扶正體弱勞累者之功效，一星期燉一鍋，這是食補第一輪，先開脾胃再說。如果是吃素的讀者可以加新鮮山藥、紅蘿

萄、酪梨或豆干丁取代葷料，還可多加入一點蓮子、蓮藕，能養心安神、潤肺養胃、補脾益腎，而白木耳可以滋潤肺部，放入杏仁能止咳平喘、潤肺清火加通便潤腸，尤其百合也能潤肺止咳，山藥則有助於改善肺虛咳嗽。

我們可以隨意增減這一類食材增加食慾和新鮮感，葷素皆宜，吃得營養且容易消化，腸胃健康又能補到肺氣，這才是重點。

生活起居這樣改！

一定要保持胸廓開展的健康姿勢，不要縮胸、低頭、鵝頸、背駝駝的，隨時提腰、挺胸、雙肩往後廓胸，這樣子可以輕鬆自在呼吸，即便咳嗽也能輕易咳痰。

常常做伸展、深呼吸、雙手畫大畫圓，養成戶外運動的習慣，走路、跑步、騎腳踏車都好。

打開至少能夠清除 PM2.5 等級的空氣清淨機，可以過濾九十九%病毒細菌、黴菌與塵蟎、灰塵，窗戶微開確保空氣流通換氣。夏天開冷氣時要注意濾網清洗和黴菌的問題，而關機時要確實送風十五分鐘以上。

十二經絡呼應一天二十四小時示意圖

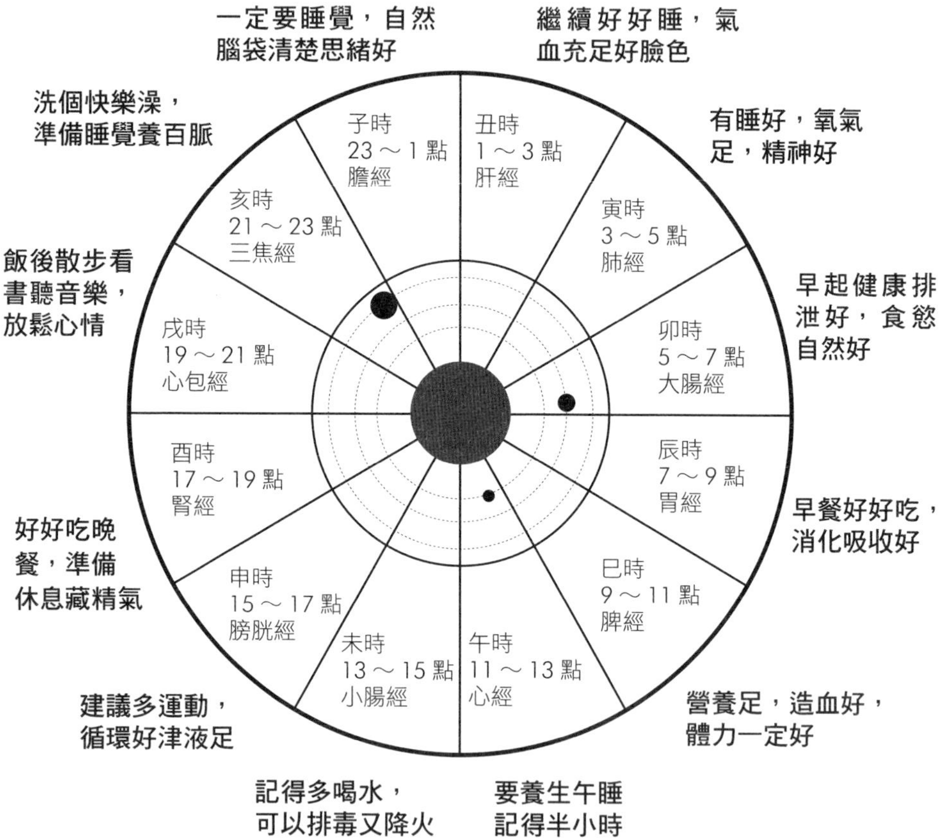
一定要睡覺，自然
腦袋清楚思緒好
繼續好好睡，氣
血充足好臉色
有睡好，氧氣
足，精神好
早起健康排
泄好，食慾
自然好
早餐好好吃，
消化吸收好
營養足，造血好，
體力一定好
要養生午睡
記得半小時
記得多喝水，
可以排毒又降火
建議多運動，
循環好津液足
好好吃晚
餐，準備
休息藏精氣
飯後散步看
書聽音樂，
放鬆心情
洗個快樂澡，
準備睡覺養百脈
子時
23～1點
膽經
丑時
1～3點
肝經
寅時
3～5點
肺經
卯時
5～7點
大腸經
辰時
7～9點
胃經
巳時
9～11點
脾經
午時
11～13點
心經
未時
13～15點
小腸經
申時
15～17點
膀胱經
酉時
17～19點
腎經
戌時
19～21點
心包經
亥時
21～23點
三焦經

註：中間的黑點示意是太陽，旁邊的三個黑點是行星。

建議買冷暖氣機，每隔兩個星期就做一次開暖氣的動作；尤其，夏天一關機就開暖氣十分鐘做清洗動作，讓冷氣機內的加熱管將冷凝管上面的水分完全蒸發，避免黴菌滋生。

下雨潮濕天，濕氣太高常超過八十％，甚至達到九十五％，此時則須打開除濕機，尤其更衣室等密閉空間更需要，既降低濕氣也避免房間長黴菌，而維持在五十至七十％是人體最好最舒適的，也是最容易做到的。

●脾虛：宿便黏膩、身體易肥胖、氣血循環不好

經絡調理這麼做！

足太陰脾經：巳時（九點至十一點）脾經旺，造血身體壯；脾主運化，脾統血，乃後天之本，生化之源，早上吃得營養、吃得好，消化自然好，體力就一定好。

大部分病人的胃經都還算保持正常，也就是說多數病人還是可以正常吃喝，並沒有明顯食慾不振、消化不良的問題，可是報告卻有脾虛的問題，

十二經絡圖解

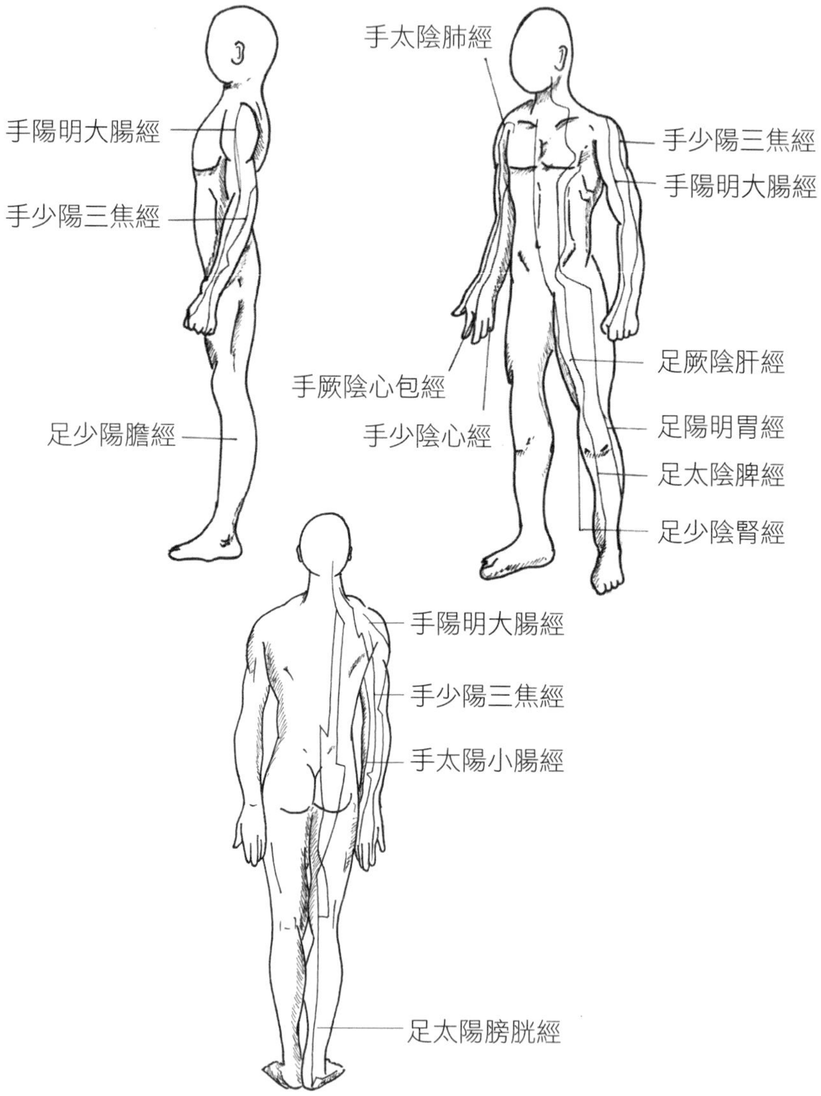
手陽明大腸經
手少陽三焦經
足少陽膽經
手太陰肺經
手少陽三焦經
手陽明大腸經
足厥陰肝經
手厥陰心包經
足陽明胃經
手少陰心經
足太陰脾經
足少陰腎經
手陽明大腸經
手少陽三焦經
手太陽小腸經
足太陽膀胱經

這是什麼意思呢？

脾虛就是指氣血津液收藏不足或是散布不足，雖然仍能好好進食和消化食物，只是食物的精氣無法收藏在脾，也無法好好輸送全身利用，就是吸收不好，那該怎麼辦呢？

首先，要了解為什麼會這樣呢？其實，真正的問題就是吃錯了食物比例。中醫書上都有講，脾虛的人濕氣重，這是有原因的；因為濕氣重，自然氣血不順，脾氣堵塞難以統合運化。濕病與肺、脾、腎三臟關係最大，身體的水分代謝必須透過肺的通調水道、脾的運化轉輸，以及腎的溫化蒸動等生理功能共同協調完成。

一般而言，一個人在脾虛以後，肺氣也會不足，肺主氣，當然開始氣虛且氣血不足，自然免疫力下降，容易感染又難治癒；而脾虛的原因在我臨床觀察中，都是長期在傳統米食文化傳承下，吃了太多澱粉類食物，比例可能會高達六十至七十%以上造成的最終結果。

生活起居這樣改！

很多病人都告訴我，他很少吃飯，事實上早餐經常都是一杯燕麥片（加牛奶）或是一個饅頭、一個三明治，很簡單吃得很少；午餐就吃一碗麵或是一個便當；晚上在家裡吃飯（白米、黑米、糙米、五穀米）煮三菜一湯，可是配菜卻經常會用到南瓜、芋頭、地瓜、蓮子、蓮藕、玉米、馬鈴薯等做一兩道菜。

大家發現了嗎？一天三餐都在吃澱粉，比例可能還不只七十%呢！這個還算比較健康的，起碼吃不多不會太嚴重，卻是大多數人的飲食問題。

我是不建議這種以澱粉為主成分的飲食，既便挑選優質五穀雜糧，澱粉攝取仍超過三分之二以上，實在太多了。這樣吃的人，看起來好像也沒什麼不好，氣色一般般，只是小腹微凸，體力也可以，但就好像有些不足之處。

如果是大魚大肉、大口吃飯、大碗喝酒來者不拒，那可就不得了，不僅僅是澱粉吃太多而已，葷素蛋白質與油脂都太多，這種生活方式一定是最嚴重。可以這麼說，這樣的人一定容易發炎或體重過重，也容易消化系統出問題，就是脾虛了。

我們吃的油，就是要供應全身生理需求和燃燒產生熱量，油脂萬一吃太多，肝膽胰負荷不良，一般就是以排泄掉居多。但是蛋白質呢？吃多了用不掉就會經由糖質新生作用轉變成葡萄糖，燃燒不完就是存起來變成脂肪，跟澱粉一樣，那是因為都吃太多了。

千萬記得，現代人幾乎都吃太多了，也就是攝取太多熱量了。其實我們吃的每一口飯都有可能是多吃的，這麼多的熱量用不完，最後就會變成我們的身體脂肪。運動量又不夠，體重多半過重，淋巴循環當然不好，氣血當然不順，濕氣堆積難以排除，當然脾虛濕氣重。

最後！千萬別忘了，這種過食的飲食方式，可是大多數現代人的實際生活，不僅僅是咳嗽病人而已，是大多數報告皆是如此，尤其中老年人更是明顯脾虛濕熱，這就是真正原因。

我始終推廣的是三大營養素（蛋白質、澱粉、油脂）三分天下的觀念，這才是最佳的飲食比例。

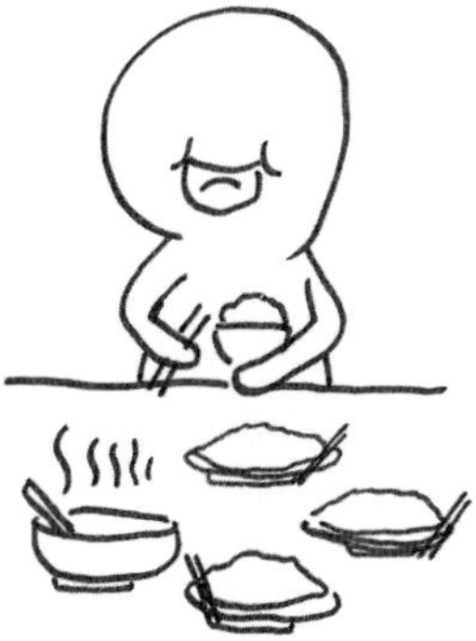

我們吃的每一口飯，
都有可能是多吃的。

做對三件事，改善脾虛體質！

1. 減少所有的澱粉食物

我都跟病人這麼說，請減少三分之二澱粉攝取量，所有三白食物種類一律忘記它的存在，攝取三倍的青菜，用好油、健康的鹽，再加各種葷素蛋白質，做個好吃的料理。蔬菜纖維質很高可以加好油料理，美味且不會餓到肚子的，養成七八分飽，反而會幫助消化。

通常執行一個月後，我的病人都會告訴我，羅醫師我減了二公斤了，精神、體力、臉色變好，身體舒服多了。我就會相對回饋告訴他們的血糖、膽固醇和三酸甘油脂等數值也都降低了。這樣的結果，自然是濕氣降低，腸胃健康免疫力又好，當然什麼感染來了都不怕。

2. 補充各種益生菌

利用益生菌和酵素再強化腸胃消化系統，脾經前是大腸經和胃經、脾經後是心經和小腸經，這明白的解釋著腸胃健康了，居中的脾當然容易健康，道理很簡單，但需要持續不懈。

3. 適當補中益氣，強化脾胃功能

絕大多數患者做經絡能量報告都有氣虛、陽虛，甚至陰虛，如果自覺常常有氣無力、暗沉臉色、食慾變差、便軟甚至稀溏，容易流汗而運動時更嚴重（白天厲害是陽虛，晚上盜汗是陰虛），就是告訴你，請不要拖了，你需要補氣了。我建議以中藥燉補，記得虛不受補，只能夠溫補而不是熱補，也就是要建立正確「補」的觀念。

在夏天建議清補，例如羊奶頭和狗尾草（也叫做台灣人蔘）、刺五加（俗稱的西伯利亞蔘），一年四季皆可服用。但天氣特別炎熱時，身體反有燥熱感，則不妨用仙草燉雞，記得可以加紅棗、枸杞達到溫潤消暑，是夏天的平補聖品。

在冬春兩季，天氣潮濕寒冷，可以人蔘雞湯溫補元氣、健脾養胃。我的做法是燉一鍋全家吃兩天，休息一兩天，一星期燉兩次，素食者則可以不加雞，改加入各種菇類、豆腐類和健康好油，中老年人養成習慣，養好脾胃不會老。

●心火旺：口乾舌燥、難眠多夢、心悸易盜汗

經絡調理這麼做！

手少陰心經：午時（十一點至十三點）心經旺，午時一小憩，安神養精氣；心藏神，心主神明，開竅於舌，其華在面。要養生、要健康，建議要午睡三十分鐘，心火降自然精氣神明、精神好。

火代表的就是發炎，火降下來了，當然任何發炎就容易好了。尤其是咳嗽時發炎反應所產生的濃痰，平日火氣正常的族群容易變成白痰，也容易咳出來，就能迅速恢復健康。

現代人也真奇怪，為什麼大家都心火旺，當然是因為生活忙碌緊張，尤其午餐時間很短休息時間更短，一般上班族常常只有短短的一個小時，剛好對應的就是心經，沒有好好休息，心火當然旺。然而，常常為了提神，又來一杯咖啡心火更旺了。

若是在冬天還好，比較不會感受到燥熱；夏天心火旺，就很容易不舒服了，這些包括：心神不寧不好睡、口乾舌燥易嘴破、面紅耳赤血壓高、心

悸脈數易盜汗等等。最簡單的自我覺察就是：當發現怎麼自己睡眠時間減少了，怎麼常常動不動嘴破、喉嚨痛，那就是心火旺了。

生活起居這樣改！

降火氣最簡單的方法就是吃點苦，然後所有上火食物都變成自己三餐黑名單。

吃對食物、不吃錯食物真的好重要，甜、煎、乾、炸、烤料理、牛羊紅肉和各種辛辣食材，大概就是最主要的上火食物了。不過，我們可以改成用清燉炒煮燙等輕烹調料理，多一點蔬菜，尤其帶有苦味的蔬菜可退心火是首選，例如：苦瓜類、A菜（萵苣）類、長年菜（各種芥菜）、甘藍（高麗菜、紫甘藍、青白花菜、菜心）類，無論生吃、熟吃、涼拌，總之一定要多吃，可以降一點火，營養又不會傷元氣。

這樣吃同時補充很多花青素、葉綠素、纖維質、礦物質，多吃點熱量不高、不上火，又有

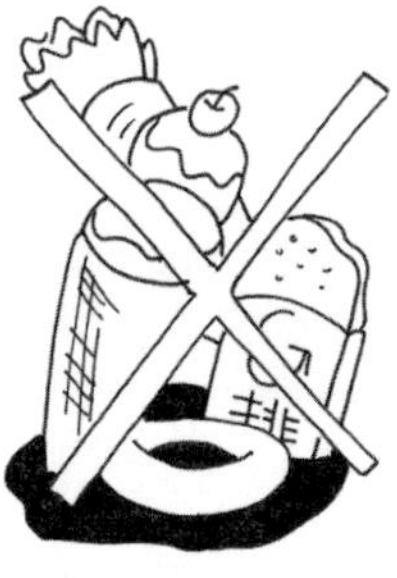

建議平時少冰、少寒、少甜、少茶。

飽足感，一舉數得，是所有愛護健康的人都推薦的健康食物。

然而，檢測發現，一般人會心火旺，多半伴隨脾、肺、腎虛問題和肝火旺，所以絕不可以因為心煩燥熱，動不動就來一杯青草茶、苦茶，也不可以喝冰的，喝了之後虛火更旺，更不能平衡，長期下來就得不償失啊！

當然，在健康時若非常煩悶來一杯是可以的，可有調節緩解的效果，但常喝會出問題的，尤其在呼吸道感染咳嗽期間，不可以因為發燒、口乾、舌燥而貪吃冰涼的東西，這絕對是逆向操作！

我們可以用火包冰的觀念來解釋，臟腑內外非常不協調，外熱內寒，吃冰吃涼雖逞一時之快，卻留下無窮盡的後遺症。

選擇比較平和的素材會更好，喜歡喝茶的可以喝點綠茶，也可以喝點花草類飲品，如：洋甘菊茶、菊花茶、薄荷茶等等。炎熱夏季，還可以喝無糖仙草茶或愛玉凍，都有清火解暑熱效果。咳嗽、發燒、煩熱期間，應該用管控總熱量攝取，減食就少熱降火，多吃各種蔬菜可幫助排泄與退火，多喝兩杯溫水、兩碗熱湯溫暖脾胃。

如果沒有睡眠障礙，我也建議白天喝第一泡的發酵茶，例如：紅茶、烏龍茶、包種茶、高山茶等等，滿滿的兒茶素、礦物質等等抗氧化劑，抗氧化當然就抗發炎，當然對退火也是有用的。

●腎虛：夜尿、頻尿、畏寒、健忘、失眠

經絡調理這麼做！

足少陰腎經：酉時（十七點至十九點）腎經旺，腎主水，腎為先天之根，酉時腎藏精，納華元氣清；此時大家的工作、課業結束了，是放鬆心情的開始，仍可適度活動，較不適宜劇烈運動，應是晚餐時間，好好犒賞自己一天努力的成果才是，尤其咳嗽期間正需在這適當的時刻，好好攝取營養，並休養生息護腎氣。

腎虛就是腎氣不足，中醫講的「腎」範圍比較廣，腎包括整個泌尿系統、男

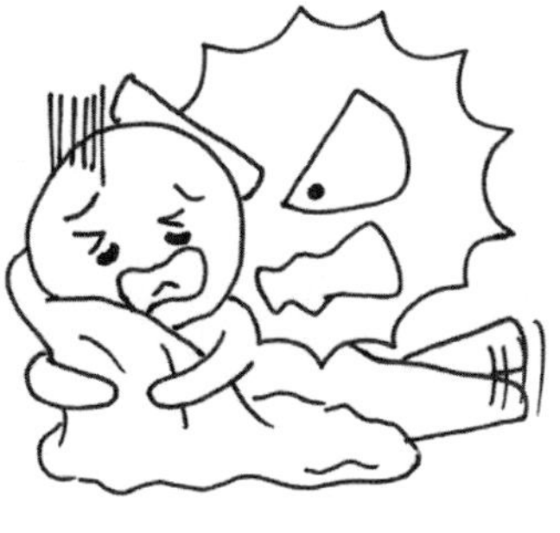

失眠、健忘都是腎虛的表現。

女生殖系統和下半身皆屬之。

衰老是腎虛最大的原因，什麼齒危髮禿、健忘失眠、冰涼怕冷、夜尿頻尿、興（性）趣缺缺、憂鬱焦慮、聽視退化、外觀如乾扁四季豆般等等都是腎虛表現，加上年老久病必及腎，任何人皆需要坦然接受並好好調理，因為補足了腎氣又可以抗衰老，當然要補好腎氣，老年才能健康樂活。

腎虛該怎麼補？當然就是補腎氣，最簡單就是吃點黑米、黑豆、黑芝麻和黑木耳，我最建議以何首烏為主的藥材燉葷素食材來做食補。

何首烏雞湯的藥材，主要就是何首烏（補血入肝腎）、黃精（補氣養陰，健脾潤肺益腎）、杜仲（補肝腎、強筋骨）、玉竹（養陰潤燥、生津止渴，歸肺、胃經）、黨蔘或蔘鬚或黃耆（任選一至全選來補氣升陽）、紅棗（補中益氣、養血安神）、枸杞（補肝腎、明目）、川芎（活血行氣、祛風止痛）或牛膝（補肝腎、強筋骨、活血通經）。

我特別把每一個藥材的藥性寫出來，就是要大家了解，補腎氣絕對不是只有補腎而已，要顧及五臟六腑全面提升，才能達修復的效果。況且，全家都可以使用，平補不燥熱，無論腎陽虛或陰虛皆合適，好好的養生加上食療再做檢查，皆可看到腎氣上升的報告出現，同時整個十二經絡也會好轉。病人的氣色和體力好轉，絕對是明顯的指標，這才是最重要的。

生活起居這樣改！

不是只有老年人會腎虛，現在連年輕人都常有腎虛問題，為什麼呢？當然是因為熬夜、房勞、冷食寒食、工作忙碌和課業壓力重為主要原因，只有願意改變才是正途。

例如：生活起居規律一點、年輕不要太任性、飲食設限並選擇一下、再怎麼忙也要找時間休息休閒，無論你處在什麼條件下，其實要做到節制有度。只是年少輕狂，自有主見是最大阻礙。

在日常生活中，改善腎虛要怎麼做？除了調整生活規律別無他法，順應四季變化，春耕、夏耘、秋收、冬藏，順著十二時辰十二經絡運行生活。

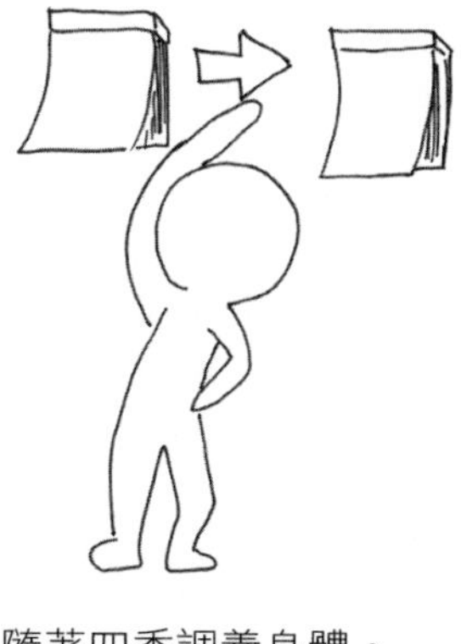

隨著四季調養身體。

心包經壓迫：胸悶、心悸、胸痛、失眠

經絡調理這麼做！

手厥陰心包經：戌時（十九點至二十一點）心包經旺，同樣屬中醫的「心」範圍，心主神明。

按摩拍打心包經，加上伸展擴胸，可以護心又養神！護心臟，減壓心舒暢。此時正值晚餐後，要保持心情舒暢，很適合散步、聊天、看書、聽音樂，也不妨看看輕鬆的電視或影片，好好放鬆情緒，釋放一天堆積的壓力，準備休息。

可是為什麼咳嗽會跟心包經有關係呢？咳嗽主要是肺經的問題，肺臟包著心包膜再包著心，當然是有關係的。心包經起於胸中，經手臂內側止於中指指尖，主管著心臟外圍如心包心血管等部位，心包經不通會有什麼症狀呢？臨床上最多的還是胸悶、心悸和胸痛。

我會叮囑病人做畫大畫圓的伸展動作，平時注意挺腰擴胸，避免縮胸駝背壓迫心肺，同時常常拍打手前臂內側，活絡心包經，好好做到自然暢通

心包經；在拍打的同時，外側的肺經和內側的心經也一起會拍到，當然就可以同時保養、改善心臟功能和肺臟功能！

心包經、心經分屬一外一內，都是屬於中醫「心」的範圍，心還主神明，因此除了心肺功能外，還管控著精神情緒，把「心」調理好，可以調節自律神經，安神助眠。

生活起居這樣改！

心包經是調理失眠的主要經絡，中醫主張晚餐清淡不油膩，建議飯後散步聊天和做點伸展運動，保持情緒喜悅安定放鬆，達到強健心肺、治失眠的效果。

●肝火旺：臉色枯黃、食慾差、脾胃弱

經絡調理這麼做！

足厥陰肝經：丑時（一點至三點）肝經旺，肝藏血，人臥則血歸於肝，丑時一定要好好睡，白天才能氣血充足；精神好、臉色好；不會肝火旺，

讓臉色無精打采、青灰枯黃。

這就是告訴我們，半夜不睡覺肝火一定旺，長期造成的結果一定是肝氣鬱結、氣滯血瘀、食慾差、脾胃虛弱，甚至難睡失眠、百病叢生，而且是越來越嚴重，這樣的身體要如何面對各種嚴重的呼吸道感染呢？

因此為什麼晚上九點開始的三焦經，到十一點的膽經，以及凌晨一點的肝經，所有的中醫道理都是描述你要開始休息了，你要好好睡覺了，而且一定要好好休息要睡覺，這就是順應地球自轉一天二十四小時、十二個時辰、十二經絡的養生觀念。

每天周而復始一天又一天，我常常告訴病人，請你不要每天到明天才睡覺，今日事今日畢，今天就要睡覺，現代人我也不要求太多了，今天的晚上記得睡覺到明天，天亮後起床，那就對了。

睡飽了，情緒就一定好又有體力，免疫力大大提升，任何健康的挑戰都不會怕。

生活起居這樣改！

既然是半夜了，當然不建議吃東西，更不建議吃宵夜。以今天的生活環境會吃宵夜的都是夜貓子，都在違反自然定律。如果真的要吃宵夜，建議好消化的低熱量蔬果是唯一選擇，如果是高熱量的澱粉、蛋白質等，例如：炸燒烤類、糕餅甜點和喝酒，大概每一口都是多吃的熱量，都需要經過肝膽代謝。當應該要休息的膽肝經時間，反過來工作忙碌，尤其最需要休息的凌晨一點到三點肝經，那真是沉重的肝壓力。

只要吃進去，身體就一定要消化，但是大部分一定沒有用到，都是吃完宵夜睡覺後存起來，能量儲存也代表會轉化成脂肪儲存，體重增加人就肥胖，而肥胖就是慢性發炎的意思，發炎的身體一定不利於抵抗任何感染的。

●經絡暢通，身體自然健康

無論輕重（包括新冠肺炎），任何呼吸道感染咳嗽期間的飲食作息建議，始終如一，就是遵循一年四季一天十二時辰，周而復始的大自然基本運作，時時刻刻讓自己保持健康到老。

從年輕到老這漫長的行醫生涯，臨床所見所聞，一切的一切，讓我越來越重視大自然基本面。原來人的一切生命運作，都跟整個宇宙、銀河系、太陽系和地球四季十二時辰息息相關，而能把這個天地運行奧秘分析最清楚完整的，就是我們的中醫瑰寶：那就是陰陽五行十二經絡，實在太重要了。

八年多了，當老公考上醫學系的那一天，我跟我母親一樣，她當年希望我未來能找出我的羅家祖先為什麼很多都因長期咳嗽、喘致死的原因？

我也給了老公他一輩子的醫學功課，我告訴他，我在醫學上很後悔的一件事就是放下了針灸，當年爸爸丟掉的針灸與經絡，請你幫我找回來。好好學會經絡運行並善用針灸，絕對會對你未來的行醫生涯，大大的幫助，尤其在調理病痛確有獨到之處，針灸是爸爸學習整體醫學深深欠缺的一塊。

人之所以生，人之所以死，病之所以成，病之所以治，早有古訓，皆在經絡，真是包藏一切深淺自如，原來重視自己的健康，首先就是檢視自己經絡是否暢通！

●養生八要訣：打造好整體健康，不怕秋冬春遭流感和新冠夾擊

養生需要重視經絡健康，是輔助健康的一大重點。然而十二經絡健康，要如何執行與達成？自然是從如何讓身體全面健康開始，這麼多年發現原來只要做到整體健康，經絡自然就健康，你我他無論是誰，越能夠以平常心在生活中實踐，越是健康一族。

從挺拔自己的身形開始，不胖不瘦、無毒身體、健康腸道、不發炎、不輕忽感冒感染、不亂吃藥和良好能量維持共有八大要訣，缺一不可！原來任何健康法則皆能相互呼應，互為表裡因果，真是太喜悅了。

雖然老化是自然現象，但誰說人老了免疫力一定就不好，老年一樣可以保持良好的健康狀態，接下來，我把前一本《良心醫方》中詳述八個健康要訣，在此導入十二經絡觀念做重點分析，大家會發現原來健康不是雞生蛋、還是蛋生雞，而是互為表裡、因果一脈相通。例如：胃不好，當然腸胃肝膽經絡先不會好，再延伸至肺、脾、心，長期甚至全面失調。

大家在生活中輕鬆做得到，隨時保持健康，坦然面對二〇二一年的疫情，

像是新冠肺炎、流感與任何傳染病的威脅，讓危機變轉機，輕鬆過關健康到老，當個達爾文進化論之贏家。我們該如何打造整體健康的八大要訣，分別介紹如下：

●第一要訣：脊椎要健康

脊椎要正直，中央地方好溝通
脊椎有強壯，頂天立地有精神
脊椎能柔軟，遊刃有餘能轉圜

行住坐臥都有相，白天清醒的時候隨時抬頭挺胸、收下巴，多做各種伸展動作，拉筋打通經絡調節臟腑，常做運動還可強筋健骨燃脂強肌，當然就會身型健美，任何人均須隨時注意自己身形是否端正，不可稍懈。古今中外各種筋骨健身法，其實道理大同小異，只是要不要學與做不做而已。

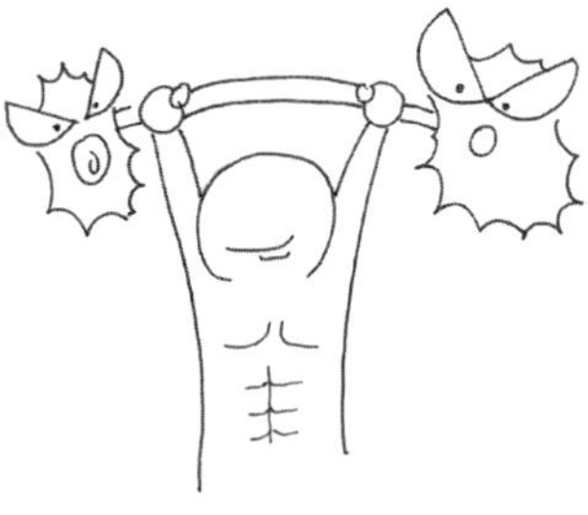

脊椎要正直、強壯，
也要柔軟。

尤其，在打電腦滑手機時，千萬不可以整日低頭思故鄉又仰頭望明月，長期下來不僅駝背一定有你的份，容易限縮頸胸部結構，造成肺臟擴張不足，加上胸椎擠壓，必影響自律神經與心肺功能。

尤其，當我們遭任何呼吸道感染的時候，會更容易咳嗽又不容易祛痰，就會增加感染肺炎的危險，一定要時刻警惕保持好身型，健康更無懼。

●第二要訣：不要變胖

肥胖循環不好，中央地方經絡不通

肥胖行動困難，長期造成筋膜僵硬

肥胖易致水腫，淋巴回流受阻結果

減肥是永恆的話題，長期澱粉甜食、不（缺乏）運動，以及吃太冷太寒是肥胖主因。只要一個人吃了超過自己生理所需的澱粉，這些代謝後用不完的葡萄糖會轉換成脂肪儲存，造成發胖，如果又不運動通筋活血，最後就是到處壅塞形成脂肪及痰濕瘀積於肌膚之中，那就會變得淋巴水腫、諸氣不順，一旦諸氣不足，任何感染一來都會是生命健康的挑戰。

因此，理氣健脾、祛濕化痰最為重要，建議七分飽，並增加三倍蔬菜量，而且這樣做是一種不用餓肚子的瘦身減肥法，一樣大口吃高纖維又低熱量的優質食物，同時促進蠕動與腸胃健康。

最好減少所有多餘澱粉，最好能做到減少原本三分之二的攝取量，尤其減少三白食材（麵粉、白米、白糖）。當身體攝取的總熱量可以完全燃燒供生理使用，這樣就可以停止葡萄糖轉檔成脂肪存檔，你就不會再發胖了。

再來就是增加補氣飲食，以及三分天下（飽和、單元，多元不飽和）正確好油比率攝取，自然通經活絡、行氣活血，啟動燃脂引擎有助於燃燒囤積胖脂肪。脂肪燃燒當然可以產生能量，人自然變得有體力，身體也會變瘦。還要記得一定多運動、多流汗，增加燃脂率，就瘦得更快了。

有運動，肌肉就長出來了，體能當然變好了，十二經絡順暢運行，持之以恆就會達到健康減重的效果。

●第三要訣：讓身體沒有毒

中毒是全民運動，這個世界充滿毒

中毒不需要恐懼，了解接受少接觸

中毒要加強排毒，如何執行最重要

在我們的生命旅程中，任何會干擾身體健康的物質，就是毒素，而且毒無所不在，主要是化學、食品和藥物三大毒來源。

當前水源污染廢水排放與日俱增，廢氣到處充斥，霧霾變成常態，安全無毒食物稀少。舉目所及食用的肉類、藥品等毒素污染嚴重（例如萊克多巴的豬肉等），還有蔬果亮麗外觀欺騙世人值得堪慮、塑膠製品幾乎已取代木材、家用物品，塑化添加物氾濫，電磁波幅射接受量過大、濫用濫開藥物情形嚴重，加上生活忙碌導致各種不良生活飲食習慣，全人類身心健康指數均大幅下降，因此如何減少接觸並強化健康，擁有正常的排毒能力，才是現代人最重要的健康功課。

多年來，我在臨床上整理出身體健康出現三大情況，你一定要警惕，那可能就是體內毒素累積太多了！

第一是經常反覆感冒，感染不會好，是最常見的；第二是最近負面情緒、憂鬱悲觀、躁動不安和衝動叛逆不斷湧現心頭，尤其小孩子變得過動、學習力變差、強辯好鬥、難溝通等奇怪的行為；第三是無論任何原因和（非）

身體累積毒素的三大癥兆

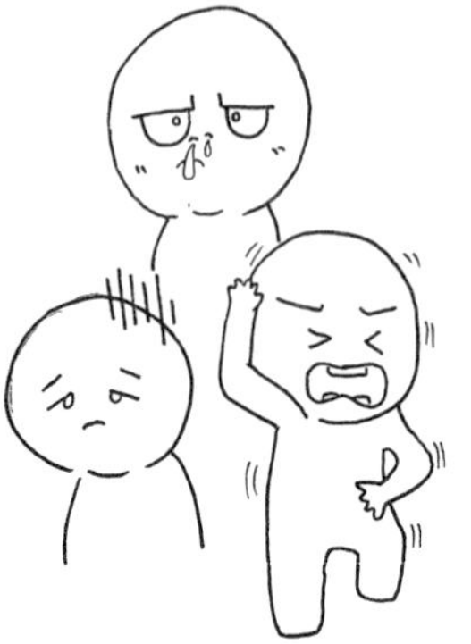

- 經常反覆感冒、感染不會好。
- 最近負面情緒、憂鬱悲觀、躁動不安和衝動叛逆不斷湧現心頭。
- 無論任何原因和（非）藥物，引起皮膚各種過敏症狀。

藥物，引起皮膚長疹、臉長痘、容易蕁麻疹、異位性皮膚炎和各種過敏症狀，治療沒效果。當身體有毒時間一長，什麼怪病、慢性病、自體免疫病和癌症都有可能上身了。

我們可以找專業醫師用尿液和頭髮檢測，確認重金屬中毒和排毒螯合治療，但是重要的是不讓自己中毒，不讓這些病痛發生在自己身上，不用生病不用花錢排毒，不是更重要嗎？

首先，是只吃真正有機或有無毒證明的原型食物，不再吃過度烹煮與任何速食，讓毒素不再累積。我的建議就是盡量自己煮，請記得沒有做不到的，只有偷懶的。

只攝取對排毒有幫助的所有食物，多吃五顏六色的青菜、辛香菜和無污染海域裡面的海帶紫菜，並攝取足量的蛋白質和適（少）量五穀雜糧，這其中包括三大類主要植物色素：葉綠素、各種花青素與類胡蘿蔔素，加上各種維生素與含硫胺基酸，這些都是可以幫我們排掉重金屬。

同時，用天然健康好油料理食物，食材會變得更營養又美味，並有助於代謝置換讓身體堆積毒素的壞油。還有只喝乾淨的水，只呼吸乾淨的空氣，因此現代人家中一定要裝濾水器和空氣清淨機，並且多接近大自然，這樣生活的你，當然就是一個相對無毒的健康現代人。

●第四要訣：保持腸道健康

萬病歸脾土，醫病先醫腸

腸道好，消化好，不會老

十二經絡跟腸道息息相關

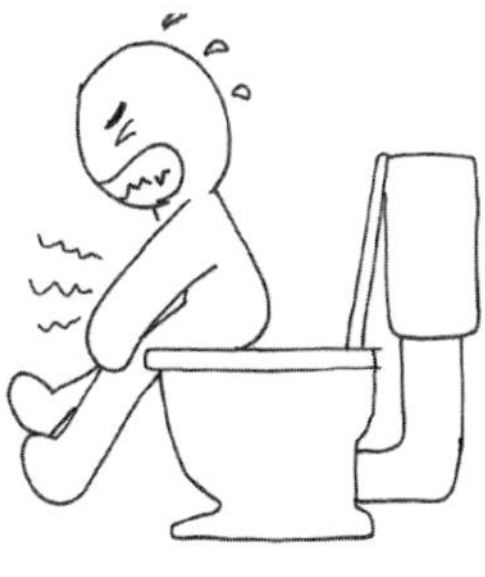

腸道健康，
人才不老。

只要最終結果能真正增加腸道好菌量的就是好方法，包括兩大方法：第一個方法就是給好菌食物養好菌 Prebiotics（中文稱為益生源），另外一個方法就是直接給好菌 Probiotics（中文翻為益生菌），兩者互為因果表裡缺一不可。

顧好腸胃、不給壞菌有任何坐大的機會，以下會說明我們該怎麼做到呢？首先就是保持身體溫暖，尤其是肚子，一定不要受寒，體溫達到三十六．五至三十六．九℃之間，是身體免疫力最健康的溫度。食物方面的寒、涼、甜三大類不吃，只讓暖暖食物入口很重要。冰冰冷冷的食物一定要少吃，盡量吃溫屬性食材，偏寒屬性食物少吃，少點甜食和避免過量肉類，以避免腸道菌異常發酵，壞菌橫行發酸發臭。

病從口入，因此在飲食上切記：補充好水，純淨富含礦物質的小分子團水就是好水，天然礦泉水、山泉水就是最佳代言水；多補充酵素，各種生菜與清烹調蔬菜、適量有酸味溫性水果與各種活菌發酵食品，吃點高纖五穀雜糧，刺激腸蠕動與排便順暢，都具有養好菌又健腸胃的效果。

尤其補充益生菌，是最簡單的方法。市場上的廠品眾多，無論是標榜吃好菌、養益菌，甚至殺壞菌，皆是好方法。

正確攝取脂防，主要是刻意補充Ω 3，平衡油脂正確比例，降低發炎指數又可促進腸蠕動，這是一定要做的。

再來就是做好口腔衛生，一天至少三次正確刷牙與一次油漱療法，牙籤、牙線（棒）、沖牙機都可以加分。

最後，養成定時適量三餐，溫暖、好消化、清淡加七、八分飽的規矩習慣，腸道一定沒煩惱，相關（脾）胃、大（小）腸、膽（肝）經等經絡自然順暢，這樣子就對了。

第五要訣：身體不發炎

發炎的身體，就是生病了
想要不發炎，就是吃對油
發炎不理會，經絡會阻塞

發炎是有機體對各種致炎刺激物引起的損害，因而所發生的一種以防禦為主的複雜過程。可以這麼說，我們生病最主要就是發炎部位出現紅、腫、熱、痛及功能障礙而出現由輕到重等全身性反應，例如：發熱、白血球增多、單核吞噬細胞系統增生及功能異常增強等等，於是引發了各種臨床症狀。如何自我判斷發炎指數是否偏高？簡單的說，就是如果你動不動就不舒服，而且別人都不會，只有你會，那你多半有發炎問題，例如：

發炎警訊自我檢測

- □常常喉嚨乾乾的
- □一吃到燥熱食物就很容易上火、口乾舌燥
- □常常便秘、拉肚子、腹脹與食慾不振
- □皮膚很敏感，蚊蟲咬或季節變化容易癢、痛、出疹子
- □早上容易關節僵硬與肩頸僵硬，尤其吃到寒性食物後會明顯發生
- □經常感冒、咳嗽、流鼻涕
- □常常動不動就頭痛與胸悶

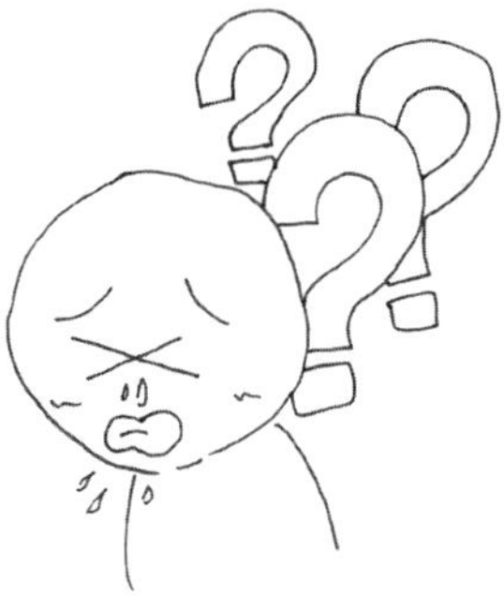

經常感冒、咳嗽、流鼻涕，是身體發炎的一種表現。

□吃藥與食物容易過敏反應
□情緒不穩，容易激動或沮喪，疑神疑鬼
□淺眠、多夢、失眠

任何病痛可以說都是一種發炎，如何做到無病無痛是每一個人一生一世的終極考驗，尤其那癌症更是終極發炎。只要保持不發炎的身體，絕大多數的癌症是可以預防與避免的，更不用擔心最嚴重的新型冠狀病毒感染侵襲呼吸道，把危機化作轉機，產生新的免疫力，當地球生命的贏家。

我們該怎麼做來降低發炎指數，讓自己面對新冠病毒感染的免疫衝擊時，能夠輕鬆渡過呢？

首先還是要從怎麼吃開始，盡量不吃甜、煎、乾、炸、烤的所有食品，減少紅肉、乳品等，各種會容易讓人發炎的烹調料理與食物；再來是補充可降發炎指數的Ω 3多元不飽和脂肪酸：從動物性的魚、蝦油脂EPA、DHA到植物性的亞麻仁油、紫蘇籽油、鼠尾草油、星星果（印加果）油、海藻油等Ω 3皆是。

吃對油，就能增加前列腺素I,III抗發炎物質的產生，身體自然不發炎，就這麼簡單。

第三是時時攝取各種高抗氧化食物。顏色鮮豔的生鮮蔬菜可盡量生吃，例如各種萵苣與甘藍菜、芹菜、小黃瓜、苦瓜等，芹菜汁、紅蘿蔔汁和今年最夯的木鱉果汁等果菜汁也很推薦。水果方面，尤其是綠紅紫黑的顏色最好，例如芭樂、番茄、楊梅、櫻桃、藍莓、草莓、蔓越莓、紫黑葡萄、奇異果、百香果、柑橘、柳丁、紅（青）蘋果、山竹果等等。要提醒的就是，水果要吃帶有酸味的，太甜的絕不能吃多，更不可過量，以免適得其反。

最後一點才是最重要的，澱粉吃超過自己身體所需的攝取量是發炎的原罪，尤其是精製碳水化合物的三白食物絕對不能吃。想要不發炎，一定要減少吃碳水化合物，飯吃七分飽，健康沒煩惱，利用喝一碗熱湯，或是飯後一杯熱水（茶）填飽肚子，我個人都是這麼做，從來不會餓到自己。

從一九七二年美國心臟科阿金醫生（Robert Atkins）提倡拒絕澱粉的阿金健康減肥飲食，到今天最夯的生酮飲食和低澱粉高好油正常蛋白質飲食，至今褒貶參半，因為要讓病人減少好吃又有飽足感的澱粉食物（麵、飯、饅頭、包子、水餃、麵包、蛋糕）真的很困難，當然有很多論點出聲。

想要健康不發炎的人，我都告訴他們一定要減少目前澱粉攝取量一半以上，因為另外的那一半，幾乎都是多吃的、是多餘的熱量，就會轉換成脂肪儲存，這不是發炎是什麼？結果就是肥胖，造成氣血不順、經絡不通和淋巴循環阻塞，除了飽足感，真的沒一件好處！

如果你以上四個重點都是反其道而行，愛吃甜煎乾炸烤，無肉不歡，沒有補充到任何Ω 3的油脂，不愛或很少吃青菜水果，三餐都以各種澱粉食物為主，請你相信自己絕對是處在慢性發炎的狀態。

臨床上，我看到慢性發炎的表現通常是：身形微胖小腹凸出（飯桶、麵桶肚），頭髮出油，面部油亮，常卡痰、腹脹，甚至胃酸逆流，大便黏稠難沖洗，乏力精神鬱悶，這跟中醫的痰濕非常相似。像這種人的五臟六腑、十二經絡運行絕對受阻礙，勢必通通會出問題。

請好好讓自己健健康康吧！達到絲毫感受不到自己有哪裡不舒服，要手腳有手腳，會餓能吃加有進有出，能動能靜，順應大自然運作日出而作日落而息，常保心情快樂平安，就是我心目中健康不發炎的身體。

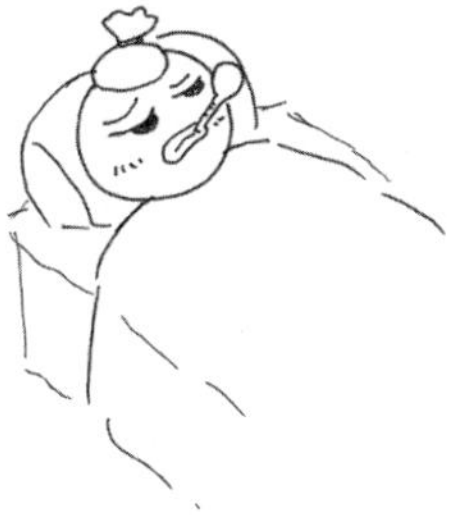

輕忽感冒可是會要人命。

●第六要訣：勿輕忽感冒與感染

感冒真平凡，小看要人命
想要少感冒，防護先做好
感冒加感染，加護病房找

因為新型冠狀病毒肆虐，我相信今天沒有人敢再小看感冒了，以前大家只會說我感冒了，只要不發燒，通常都是看病吃藥然後繼續上班上學工作，即便是流感也是隔離休息個兩三天之後一切照舊，反正有藥可以治療，只要吃個藥兩個禮拜就會好了，這整本書都是這個重點，在此就不多言了。

●第七要訣：不亂吃藥

你吃藥是為了治癒還是控制
現代醫生須更嚴謹開立處方
萬不得已與急症才需要吃藥

西藥絕大多數皆是化學合成，而且是靠影響正常一個到數個生理機制產生藥效，也因此容易會有副作用。

西藥種類持續增加，日新月異，對於每一位醫師立場而言，每一種病可能都有多種同類型製劑的選項，副作用又有中小之分，如果一定要開處方吃藥，相對於站在病人的立場而言，一定要請醫師選副作用比較輕微的種類；同時，建議改善不良生活習性與飲食，而且除非一切修復健康辦法用盡，絕不輕易接受當慢性病處方箋患者，天天要記得吃藥度日。

九成的病其實不用吃藥，因為九成的藥其實是可以不用吃的，很多的病痛都是因為生活飲食習慣不正常造成的，即便已經生病了，如果能夠痛定思痛改變那不良生活飲食習慣，只要能確實做到，這個病痛大部分還是會自己修復的，所以才會說九成的病其實不用吃藥。

修行有八萬四千法門，條條大路通羅馬，治病也一樣，所有的病痛不會只有一種醫療方式，我們可以選擇主要三大領域中醫、西醫、自然醫學，而整合醫學就是包括所有的醫學，把心敞開來，只要對病人好的去學習去執行，常常會有意想不到的成果。我認為醫生只要學得越多，想法越能夠全面均顧，修復、調理與治療的角度也就越多，病人變健康了，自然就不需要任何藥物了。

雖然人的生命非常堅韌，可以承受得住天天吃藥控制病情、延長壽命，但人只是要活著就可以了嗎？如果因此我們的平均壽命延長了，那可是會讓我們平均臥床好多年，數字會說話，將近七至八年之久啊！這不是我說的，是大家都知道的事實！

現代醫生應以更嚴謹的態度，以更廣角的知識領域去開處方，幫助病人渡過危機且遠離病痛，並且要告訴病人該如何變得更健康？健康不能光靠吃藥，否則一切健康努力容易轉成空！

羅醫師的醫方小講堂

這些常用藥物，你一定也吃過

●止痛藥最怕傷肝腎，甚至是拖延病情

我個人發現止痛藥、鎮靜劑與類固醇，是大家最需要小心的三大常用藥物。大家想想，如果你有任何痛，就吃止痛藥止痛，這個觀念幾乎每天都有電視、廣告在推廣，洗腦效果是一定有的。

然而，痛就是身體某一個部位生病發炎了，如果不追根究柢，必然一

條路就是吃止痛藥，而且習慣成自然，兩個問題出現了。第一是止痛藥的副作用，傷肝傷腎和傷胃。第二是疾病拖延的問題，會將小病拖延成大病，甚至不治之症。

我永遠記得有個病人，每天習慣都要喝一瓶以上的知名止痛糖漿，不吃全身不舒服，他告訴我感冒、頭痛、肚子痛都有效，連解酒也很有效。有一天，他的家人來告訴我，爸爸上禮拜無原因猝死家中，才五十上下情何以堪。

●安眠藥救急，不可成為依賴

再來就是鎮靜劑，最常用的就是苯二氮平類的短效安眠藥，同樣的有兩大問題，首先就是上癮，只要你開始吃了，切記警惕自己盡早停藥；第二就是失眠藥只要持續吃一兩個月以後，人體自己會分泌的相關睡眠激素就會減少了。

不吃藥，你的臨睡恐懼感就會出現，那該怎麼辦？臨床上，我看到很多病人跟我說，「我偶爾吃，我不能睡才吃，我不會常吃，我會小心。」但事實真相是什麼？你可能會越來越常吃，越來越需要吃喔！越來越依賴！

失眠是一個整體身心靈出狀況的總和症狀，是跟人的名利食色愛恨情仇糾結在一起的最後結果，是一個情緒失調的狀態，絕對不是吃一顆安眠藥就能夠簡單治癒的，只能在緊急救援情況下才能短暫使用，癥結還是要解除。

●類固醇救命，忌諱成為長期處方

最要計較的就是類固醇，尤其是長期處方更是要避免、要越微量越短期就對了。我這輩子沒看過吃類固醇會得到真正健康的病人，除了器官移植不得已、氣喘、嚴重過敏發作，以及救急救命情況用個兩三天以外，個人絕對不建議長期使用，光是會血糖上升、免疫抑制，和可能傷腎的風險，就不必再多說了。

除此之外，還有台灣每天有幾百萬人在吃胃腸藥，其實胃病絕大部分不需要長期慢性用藥；抗生素有功勞並不是毒藥，但也絕不是仙丹；營養過剩造成的三高高血脂的降血脂藥物，光一個肌肉溶解副作用又該怎麼辦？遑論肝損傷、骨質疏鬆和可能致癌呢？總之，藥物的副作用實在多到不勝枚舉。

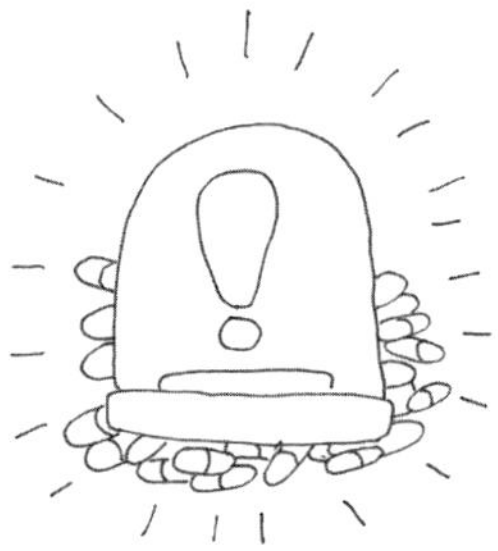

九成的病其實不用吃藥。

●第八要訣：擁有正能量

是人生幸福與否最重要的關鍵
造成一個人有病痛的真正原因
看不到摸不到卻可以感受得到

這絕對是最重要的一點，有正向健康的心靈，才有健康的身體結果。

能量的源頭在哪裡？首先當然是我們的太陽，太陽能量來自於銀河系，銀河系能量來自於我們的宇宙，創造宇宙的能量又來自哪裡？真的是無人知？但這些就是所謂的正能量。

能量既然有正面的生命原力，自然也會有負面的邪惡力量，單純與良善是最重要的，無論面臨何等艱難與困頓，心中皆不能累積怨恨。永遠抱有一顆善良的心懷，凡事不計較，吃虧就是占便宜，這種喜悅寬懷的心是最好的治病良藥，可以讓人元氣順暢，擁抱無痛無病好時光。若心中有怨或有恨，就容易氣場積滯、經絡堵塞，尤其會發生在你平時身體最衰弱的部位（譬如舊傷、老病灶等）。

！窺探人體能量場

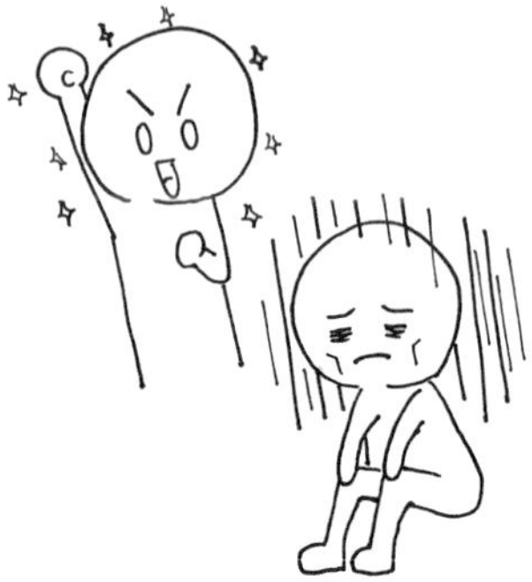

➔ 正能量的病人通常能廣結善緣、願意接受別人意見的人，即便有病痛也容易痊癒。

➔ 負能量重的病人通常不聽勸導、陽奉陰違，就算接受了治療也是草草收場。

除了找出病因接受治療，建議你一定要整理自己的情緒，盡早靜下來想一想：最近我有沒有任何有違常理之處？有沒有鬱悶、呼吸緊促的現象？會不會哀聲嘆氣無法釋懷？若有，就是一個負面問題點，要趕快反省，糾正與放下。

為什麼正能量這麼重要，我從量子能量檢查明顯發現，能量顯示當病人的個性是開朗的，即便有病痛也容易痊癒，為什麼？因為開朗是正能量，就代表他是一個能廣結善緣、願意接受別人意見的人，只需要稍微點撥一下重點，他對相關治療方針就神同意合，並且還會身體力行，如此一來，病痛自然遠去，健康迅速恢復，醫病雙方互相信任與扶持，不亦樂哉！

相對的，負能量重的人，不管我多麼努力解釋及勸導，他就是對我陽奉陰違，情況嚴重者甚至當場就吐槽搪塞，拒絕我的治療建議，就算接受了治療，也是草草收場，何其無奈！

所以，提升生命能量，真的好重要，是人生幸福與與否最重要的關鍵。能量雖然看不到、摸不到，但只要靜下心來卻常常體會得到。孟子曰：「吾善養浩然之氣，浩然者，天地之正氣也。」文天祥正氣歌說得好：「天地有正氣，雜然賦流形，下則為河嶽，上則為日星，於人曰浩然，沛乎塞蒼冥。」

一正必有一負（邪），過與不及病之始，我三十八年的醫師生涯，清楚看到而不得不相信，一個人道德良心最為重要，永遠善良不生惡念，不要忘記四維八德，只有忠臣良將孝子，賢妻良母同心同德，謙虛謙卑不忘本性，才會受到上天眷顧。

這重要的全面健康八大條件其實互相影響，合則相生健康，分則相剋生病，缺一不可。

最後，請大家常常舉頭看看蒼天，感受那無窮盡的浩瀚虛空，願大家放下妨礙健康一切所有的包袱，讓生命如天上彩虹美麗動人。雖然大自然偶爾烏雲密布狂風暴雨，如今天新冠病毒疫情肆虐全球一樣，但只要自己的健康良好，必能撥雲見日再現光明，享受自在人生。

羅醫師的醫方小講堂

跟大自然能量結合，健康活力又有神

我不斷的推崇，請大家多親近大自然，因為「不能正常呼吸」的現代大城市內，無法保有綠色大自然生命原力，而這生命原力就是地球賜予我們生命能量之母，在吵雜擁擠的都市叢林內，讓我們容易有點累累的、喘喘的，比較沒有抵抗力、容易生病，在情緒上也較不容易穩定。

然而，當身體跟大自然合一，聆聽大自然的聲音，蟲鳴鳥叫風吹草動，忘記自己的存在，就是所謂放空融合，跟大自然能量結合，我們的身體自然健康活力又有神。

所以，有空閒時一定要離開都市到原始原野大自然中盡情放鬆，好好深深呼吸一下新鮮空氣，做做伸展、走走路、爬爬山，脫下鞋來踩一下青草大地和潔淨的溪水，倘佯在森林中的大樹之間，例如樟、茄苳、檜柏松等，感受大樹帶給我們的生命活力，讓生命原力充滿全身，原力滿滿才會讓我們祥和活力和健康。

平時找時間常常靜坐、冥想，常保赤子之心，擁有一顆好心、一顆安心也就是一顆良善的心，比什麼都重要。無論是靜功——靜坐、冥想，動功——太極、瑜伽，各種不同的禪坐門派都好，只要是人人可做，沒有任何生活束縛、階級差別，一切平等、和平、自由、自在，都是可以學習的好方法。

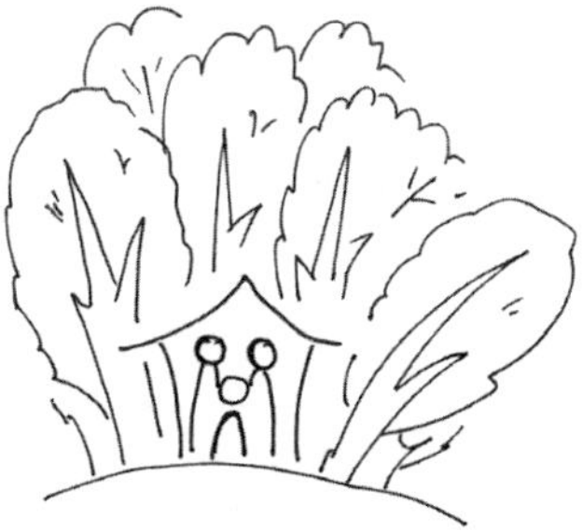

與大自然的能量結合，
身心靈自然健康。

04 好肝人的免疫軍隊，是擊退感染的強棒

肝臟太重要了，想要當進化贏家，一定要擁有一顆好肝當護國大將軍。之所以這麼說，那是因為想要面對來勢洶洶尚未平息的新冠病毒，肝臟是至關重要的器官。要想理解箇中緣故，就必須了解肝臟與感冒的關係。

●肝臟免疫系統好，就可安然渡過感染危機

首先，我想要讓大家認識我們人體的免疫系統，包括先天性與後天性免疫。而先天性免疫（即發性免疫）指的是人體針對病原體的初始性反應，這當中巨噬細胞是重要的角色，其大致可分為M1和M2兩種細胞型態。主要由巨噬細胞的M1和M2兩種型態來調控，這些巨噬細胞分布在身體的許多部位，例如肝臟、肺臟、大腦和皮膚等，與自律神經的交感神經和副交感神經、中醫的陰和陽一樣，兩者相輔相成達到平衡人體才會健康。

M1巨噬細胞接觸到病原體的抗原或收到其他免疫細胞的指令時，會產生促發炎激素和發炎因子以消滅病原體的侵入；過程中M2巨噬細胞會擔任體內免疫細胞與外來病原體戰鬥的滅火隊，會協助場地的恢復使組織修復、癒合。另外，M1和M2巨噬細胞的生理調控，也與抗癌和腫瘤生長有關。

面對嚴重呼吸道感染時，如果在呼吸道以及在肺泡的巨噬細胞、嗜中性球和自然殺手細胞，釋放出過多促發炎激素和發炎因子，可能使氧化壓力過大導致被感染部位細胞大量壞死，損傷的肺部組織與呼吸道，因為腫脹發炎，反而易造成呼吸窘迫。如果時間拉太長，不但生命危急，就算康復後也會有較明顯的肺纖維化，這些促炎性因子、損傷細胞和病原體碎片還可能隨著血液循環竄流到其他器官，讓病情雪上加霜，這樣不適當的免疫反應在臨床上稱為Cytokine storm（細胞激素風暴又稱免疫風暴）。

人體肝臟中駐紮著稱為Kupffer cell（庫佛氏細胞）的巨噬細胞，是人體先天性免疫中的重要軍隊來源，可以協助肝臟有效過濾血液，當呼吸道感染產生的發炎因子和感染細胞碎片透過血液循環來到肝臟時，如果肝臟過濾功能良好，必將有助於病人渡過此次感染危機。

●腸胃好，免疫系統才強大、副交感神經越平穩

免疫系統功能要健全，還有一個很重要的健康觀念要分享，那就是所有相關巨噬細胞之所以能夠發揮良好滅火功能，除了與局部器官健康程度有關，也會受到副交感神經的迷走神經和部分骨盆內臟神經的密切調控，而這些神經組織會與腸道中的淋巴性免疫細胞和龐大的微生物群互相調節，也就是說，你的腸胃道越健康，副交感神經活性越能正常，巨噬細胞與其他免疫細胞在發炎性疾病（例如：急性感染、細胞激素風暴或慢性病、慢性疼痛）中就越能夠發揮滅火的功能。

中醫所說：「萬病歸脾土，醫病先醫腸。」人體的奧祕可從中醫學的五行相生相剋來探討，脾胃經（泛指一般醫學的消化吸收功能）屬土，而土生金可以茁壯屬金的肺氣；肺主皮毛，會在人體表面形成衛氣，保護外邪入侵，讓我們在面對呼吸道疾病時更容易渡過難關；又由於關鍵的脾胃健康與否，會被屬木的肝所影響，肝如果無法正常疏泄，就會剋土而降低脾

胃運化功能。

結論是：我們面對流行性感冒或是更嚴重的新型冠狀病毒呼吸道感染時，入侵人體的病原體需要健康的肝臟發揮免疫功能來渡過危機，因此如何時時刻刻保持良好肝臟功能及腦腸軸的有效連結與中醫所謂肝的疏泄是否正常相呼應，是任何人都需要重視的課題，為自己建立一個良好的免疫防護罩。

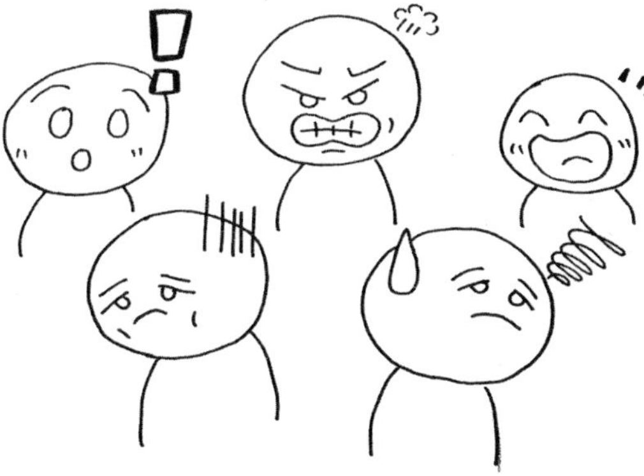

怒傷肝、喜傷心、思傷脾、
憂傷肺、恐傷腎。

中醫學的五行相生相剋

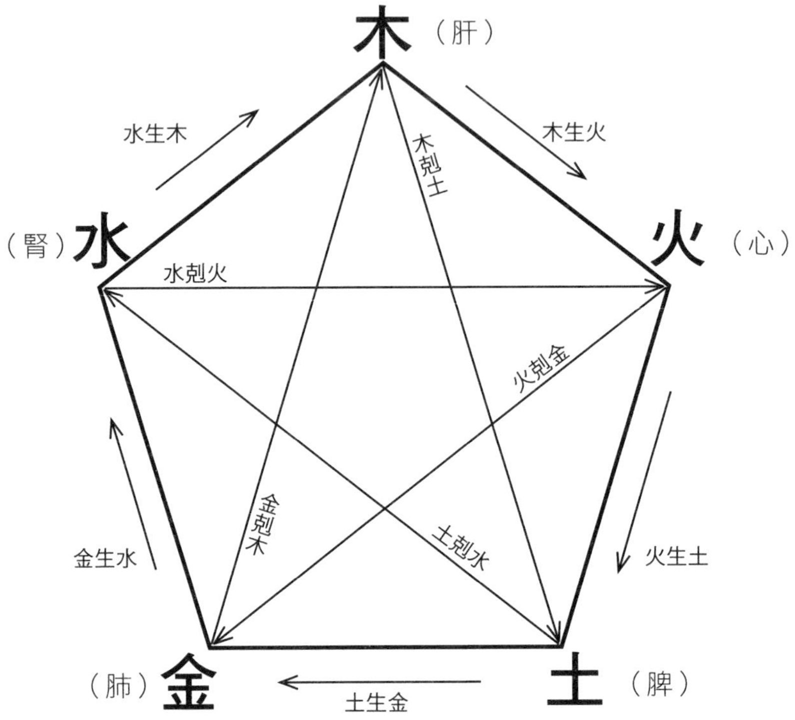

➜ 消化吸收功能的脾胃經屬土，而土生金可以茁壯屬金的肺氣；肺主皮毛，會在人體表面形成衛氣，保護外邪入侵，讓我們面對呼吸道疾病時更容易渡過難關；又由於關鍵的脾胃健康與否，會被屬木的肝所影響，肝如果無法正常疏泄，就會剋土而降低脾胃運化功能。

05 健康飲食是養好肝的第一步

肝臟是人體最大且複雜的內臟器官，肝臟所擔負的功能和參與其中的酵素系統也非常複雜，包含數百種到數千種的生化反應。

由於肝臟會收納大量的血液並清理和過濾，也同時影響了醣類、脂質與蛋白質等三大營養素的代謝、膽固醇與荷爾蒙代謝平衡、鐵質的吸收與儲存，也與血壓與體液的恆定高度相關，更重要的是肝臟是人體的解毒中心，因此好好照顧自己的肝臟是非常重要的，而健康飲食就是重要的第一步。

在日常生活中的飲食供應鏈，為了好吃又方便準備，很容易形成高澱粉、高脂肪、蛋白質不足或過量兩極化，以及少蔬果的飲食型態，像是一大碗滷肉飯或肉湯麵食，配上一小盤油膩的青菜；各種炸滷煎豬雞牛魚排便當；漢堡配上炸雞薯條，再加上一杯飲料……，外食族很容易遇上這樣的困境。

幸好，目前有越來越多餐廳業者推出低碳飲食、生酮飲食和有機飲食等健康型態的食物組合給消費者選擇；也有人選擇自己下廚，以新鮮健康食材來準備三餐。

●吃錯食物容易讓肝臟健康亮紅燈

那麼，越來越重視健康飲食的我們該掌握什麼樣的基本原則？

從健康好油三分天下開始，可以促進新陳代謝與能量平衡，基本大原則就是一份多元不飽和脂肪酸平衡（Ω3：Ω6＝一比一～一比四），一份單元不飽和脂肪酸Ω9和一份飽和脂肪酸（包括適量的中鏈脂肪酸）。

要做到這一點從實際臨床上是相當困難的，尤其是外食族非常容易攝取到易發炎的Ω6脂肪酸，例如：一般烹調用的沙拉油、玉米油、芥花油和菜籽油皆是，而人造奶油、白油和酥油等重要的烘培材料幾乎都是反式脂肪。

又因為吃太多肉食，造成攝取過多的動物脂肪也不好，不但讓血脂肪過高、血液濃稠，也會導致發炎因子增加，都這些都會加重肝臟的代謝負擔而功能失衡，嚴重的話就可能會導致脂肪肝和其他內臟脂肪增加。

這時候，如果加上吃進精緻糖與澱粉類食物，使得血糖常常快速升高，導致肝臟儲存肝醣空間短少，就轉而將多餘無法代謝成能量的糖分往肌肉與脂肪細胞堆積，一方面增加皮下與內臟脂肪的體積，而另一方面長期較高的血糖會造成胰島素阻抗，變成了糖分代謝失衡和代謝症候群，再長期下來就可能引發一連串的心腦血管疾病和腎臟病。

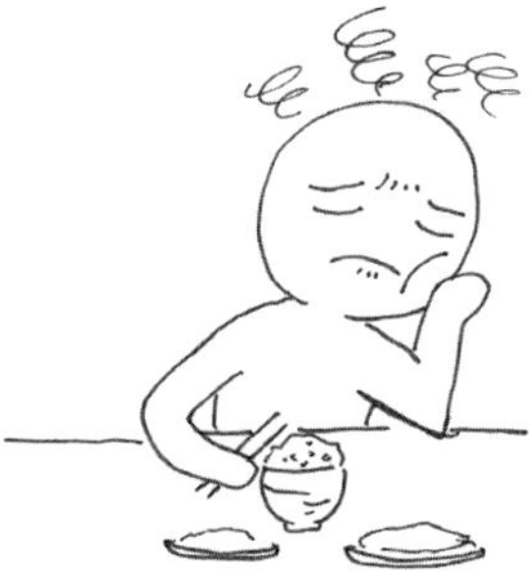

常吃精緻糖、澱粉類、肉食，身體當然不健康。

吃藥降膽固醇，反而讓肝臟功能變差

一旦吃錯了，問題就接踵而至了，進入了壞壞壞連三壞的境地。因為很多人會擔心膽固醇過高，除了避免高膽固醇食物的攝取，甚至會用降血脂藥物控制血中膽固醇值，心想可以避免心腦血管疾病，然而卻常適得其反。

因為怕膽固醇高，飲食中不敢攝取健康好油脂與蛋白質的人不少，加上降血脂藥有肌肉溶解疼痛、肝臟損傷、骨質疏鬆和免疫力下降等副作用，許多人對於自己有吃藥，身體素質卻每況愈下而百思不得其解。

膽固醇在體內主要由肝臟合成與代謝，是組成細胞膜的重要成分，可以保全細胞膜結構的完整性，也會合成膽汁、維生素D、腎上腺皮質醇和性荷爾蒙等以平衡體內的生化反應。許多人想盡辦法把膽固醇降低，一旦膽固醇降低讓驗血報告正常亮麗，反而會讓肝臟和內分泌的功能不健全，這可就得不償失了，如何增強肝臟功能，對我來說才是第一要務。

總歸一句話，肝臟長期負擔越低，面對病原體時越有力氣對抗，可以更有效進行病原體的抗原辨識和清除病原體殘骸。雖然藥物能救急，畢竟藥物亦有三分毒，藥物過量容易造成肝腎與其他排毒器官的負擔，像是大家常用的普拿疼、非類固醇止痛藥、抗生素、制酸劑和降血脂藥等更要審慎使用，才不會在治療過程中造成醫源性的肝腎傷害。

肝臟的天職就是解毒

肝臟的解毒分為第一、第二兩階段。第一階段：包含氧化還原反應與水解合反應；第二階段：包含甲基化、乙醯化、硫化、葡萄醣醛酸化與共軛反應。這些化學反應要順利進行，需要足夠的抗氧化劑、維生素與礦物質，才能順利將代謝物質從脂溶性轉化成水溶性，並將毒素從糞便與尿液排出。

從身體的一些細微變化，就可以看出肝臟可能功能異常的端倪，包含：心情煩躁、進食後脹氣、疲倦、頭痛、便秘、拉肚子、鞏膜（俗稱眼白）泛黃，以及青春痘、濕疹和乾癬等一些皮膚病症。

也就是說，一般血液常規檢測的肝指數正常，不能代表肝臟的功能正常可以順利進行所有任務，只能粗略說明肝臟目前沒有急性發炎或是細胞壞死的情形；另外也有一些患者處於慢性病毒性感染、肝纖維化和肝硬化時，肝細胞已漸漸失去功能，肝指數測起來也沒有太大變化。

即便是腹部超音波、電腦斷層、核磁共振或膽道鏡等精密檢查，主要觀察的是器質性病變，是非常重要的診斷工具，但也難以量化肝膽目前的功能為何。

06 保肝兩大關鍵，拒絕情緒毒與環境毒

肝臟健康與否，由兩大關鍵因素決定，分別是情緒毒與環境毒。

拒絕情緒毒，要讓情緒保持平穩中和，如果長期生活不正常、壓力大、緊張、焦慮、睡眠不足和失眠，在在都會影響情緒而造成肝鬱與肝瘀。

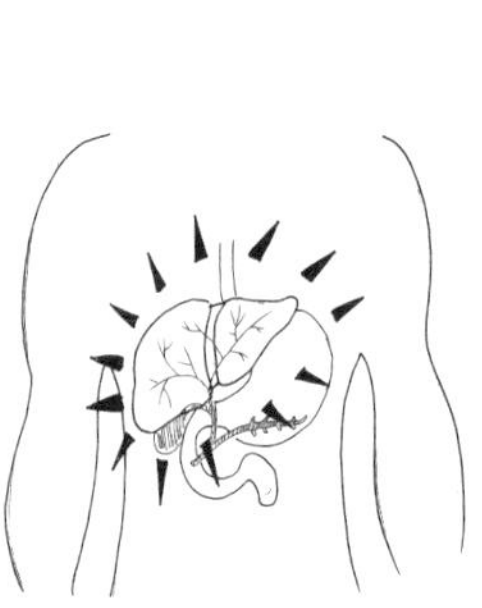

遠離環境毒，不要讓肝臟毒素累積太多而超過負荷，像是長期營養素過量、不均衡或不足，甚至有毒食物攝取過多，都會造成身體修復功能與能量製造不全，影響健康。

● 情緒穩定有助於保護肝臟

科技的進步帶來便利，也改變了人類的生活模式，學業、工作、經濟、人際和家庭的壓力隨著網際網路和社群軟體的蓬勃發展，讓每個人接觸的知識量遽增，思緒也跟著越來越複雜。

除了用腦過度使情緒緊張以外，長時間使用電腦、平板和手機則會因為姿勢不良造成肩頸腰背疼痛不適。尤其，5G的架設也會讓大眾的電磁波危機更嚴重，許多人甚至出現手機成癮的問題，沒事會一直滑手機看訊息，緊繃的情緒似乎在現代社會是家常便飯的事情了。

除了外在環境的轉變，一些沒有察覺或是被忽視的慢性感染點，更是潛在的壓力。像是慢性上咽喉炎、扁桃體炎、鼻竇炎、黴漿菌感染、EB病毒（第四型人類皰疹病毒）感染、帶狀皰疹感染、單純皰疹病毒感染、小腸菌叢過度增生，皆會消耗免疫的能量，使人疲勞而加重情緒負擔。

無論是心理、環境上感到壓力，身體都可能因此製造更多糖皮質激素與腎上腺素來應對壓力，同時也會使肝臟代謝負擔增加。因此，肝疏泄功能如何保持正常是非常重要的。

氣機調暢、臟腑氣血平和，情志活動就可以正常，這告訴我們保持心情平順舒暢是最重要的，每個人都要找出自己排解壓力的方式。例如，做自己喜歡做的事，在工作和娛樂上都盡量選擇自己所喜歡，並保持良好睡眠習慣，至少在子時（晚上十一點至隔天凌晨一點間）前進入熟睡。

●天然食物螯合療法，護肝好簡單

現在一大堆的環境毒素，例如：重金屬、塑化劑、農藥、殺蟲劑、石化產品等，甚至空污、霧霾和各式各樣的病原體（例如：病毒細菌、寄生蟲和黴菌）造成急慢性感染，這些都會增加肝臟的負擔，使得肝疏泄功能不良，而許多重症新冠肺炎病人因為細胞激素風暴（見第一九七頁）而無法挽回寶貴生命，正是最好寫照。

你知道嗎？當毒素進入人體後，會隨著血液流入各個部位，有些會囤積在皮膚等表淺的組織，有些會跑到內臟和骨頭等深層組織。

然而，排毒就像一個剝洋蔥的過程，要從各個層次去除，而參與人體排毒的器官從表皮到內臟，像是有協助排汗的皮膚、過濾出尿液的腎臟、氣體交換的肺臟、分泌膽汁的肝臟、排出糞便的大腸、回收組織液的淋巴管與血液循環，各個排毒管道要暢通，才不會讓毒素遺留體內或是排毒

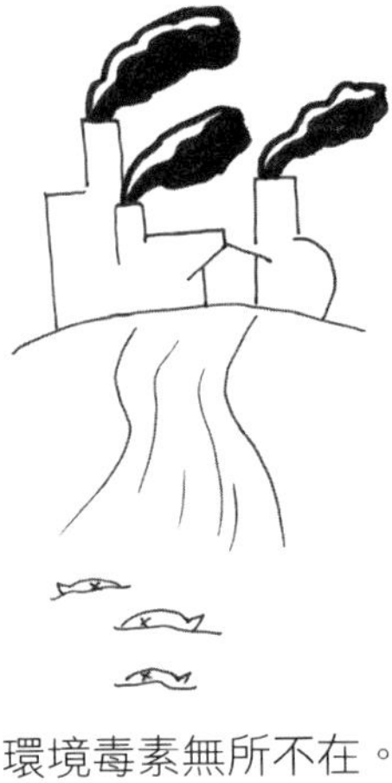

環境毒素無所不在。

羅醫師的醫方小講堂

養好肝必須營養素均衡又充足

肝臟的營養代謝和排毒反應，研究發現與一個人的甲基化狀態正常與否高度關連。甲基化指的是身體接收、吸收與消化重要營養素與元素的能力，包含我們攝取的食物、飲用與接觸到皮膚的水分、接受日光照射及呼吸的空氣。從生化反應的角度探討，指的是一個原子或分子加上一個甲基（-CH3）的生化反應。

簡單而言，肝臟的健康需要均衡的食物營養為基底，再依照個人狀況增添補充品。常見的中草藥、維生素礦物質與補充品有：水飛薊素、橄欖葉、牛蒡根、蒲公英根、甘草根、薑黃素、螺旋藻、N-乙醯半胱胺酸、穀胱甘肽、維生素A、D_3、E、K_2、維生素B群、維生素C、Ca、Mg、Zn等等。

服用時需先詢問專業醫療人員，多年來我的臨床所見，是只要你吃到真正有保肝效果的任何中草藥和營養品，對人類的免疫力提升都有實質幫助的。

過程卡關。

重金屬和塑化劑是最重要的毒素，塑化劑比較簡單解決，從減少使用塑膠製品，尤其是食物的包裝開始，全面禁用一、兩個星期，身體的毒素含量就會大幅降低。不過，由於重金屬鉛、汞、鎘、鎳的半衰期長達二、三十年，了解重金屬藏匿在哪裡，並減少重金屬的接觸，就顯得非常重要。

除保肝的保健食品之外，有些肝膽排毒法都會有一定的幫助，包括：大腸水療法、咖啡灌腸法、半日斷食法、天然飲食或藥物螯合療法，在專家適當帶領下執行，都可以讓我們在短期內排掉很多的重金屬。

我最喜歡使用從生活飲食中著手的「天然食物螯合療法」，不需多餘的花費，只要改變飲食的種類，真是一舉數得的。那麼要怎麼做呢？在三餐飲食中，特別補充三大類蔬菜，像是五顏六色蔬菜、辛香類的菜、水裡生長的紫菜等藻類，都是上天賜予我們的天然螯合食材，都有助於主動結合體內的重金屬，再從肝腎帶出體外，無毒一身輕保持好肝好簡單；一旦有任何傳染病感染，這顆好肝會幫我們渡過難關，更有機會克服免疫風暴危害生命。

07 治好疾病，沒有學理界限、更無國界

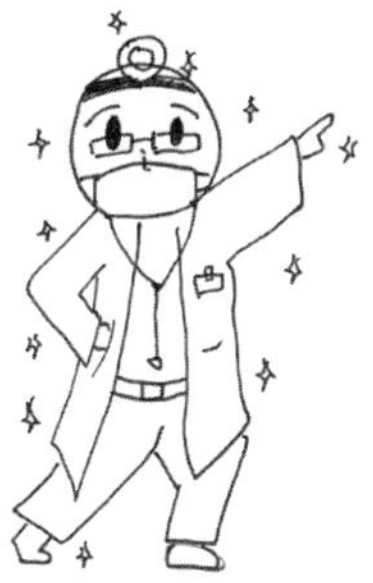

十幾年前左右聽一個台大農業教授的一席演講，跟大家來分享，他講到一個真理，那就是每當上天降下一個瘟疫的時候，其實解藥常常就在我們身邊了，端看我們有沒有智慧去發掘。

同樣道理，可以解釋在二〇二〇年初中國新型冠狀病毒大爆發，在危急存亡之際，中國指出能有效救治病人的中藥「肺炎一號」，其中包括最著名的抗疫中醫藥方（東漢末年著名醫家張仲景所著的《傷寒雜病論》「清肺排毒湯」），主要利用六種中藥方，並根據病人的體質調配處方，達成清熱解毒的目的，再以滋陰潤肺做加減，達到非常好的療效，利用四兩撥千斤調解五行十二經絡。

中國宣稱達到非常驚人的效果，我相信這應是事實，至少目前治療成效好，死亡比例又低，這就是鐵的證據。

所以，如果今天西醫能夠放下身段跟中醫一起合作，不知道會有多好的效果出現，衷心期盼中西醫一起合作吧！畢竟，醫學只有一種目標，就是把病人治好，是沒有國界的，也沒有學理界限的。

今天我很高興，因為「肺炎一號」治療武漢肺炎，在中國得到良好的成效，促成我們國家中醫藥研究所研發「台灣清冠一號」並加速問世。然而，這帖藥方真的可以預防感染、抗病毒，又抑制重症患者體內的細胞激素風暴（又稱免疫風暴）嗎？

中醫師公會全國聯合會在「新型冠狀病毒疾病中西醫臨床整合防治計畫」之中，於二〇二〇年六月十日公布治療成效，全台共有二十一名個案接受中醫藥治療，包括一名危重症、五位重症、十五位輕症，已全數康復出院。從用藥到解除隔離僅約八天，沒有藥物不良反應，肝腎功能等指數均正常，患者也認為在治療過程中身體很舒服，沒有不適感。

相關研究成果，經台中榮總與三軍總醫院驗證臨床療效，證實成功減少住院天數，縮短了三採陰約九天，已發表於 Biomedicime & Pharmacotherapy, 133(2021)111037，並成功外銷歐盟，真是值得慶賀。

●中西合作絕對是最佳選擇

我外公是中醫師，個人從小有幸接觸中藥，小時候大大小小的感冒，我都是在吃中藥，回外公家時我的口香糖就是桂枝、（炙）甘草，我最會偷吃的就是紅棗、熟地，被抓到一定挨罵，但今天回想起來真是溫馨啊！因為不拒絕中藥，從小大小疾病皆是吃中藥，造就我今天願意大聲疾呼，中西醫是要合作的，是要統合的。

今天在沒有有效抗新冠病毒藥發明出以前，已開打的新型冠狀病毒疫苗我們期待長時間安全有效，讓大家都能接種安然渡過危機。但像流感病毒疫苗這麼大比例的病人在接種，還是可能菌株選錯或病毒突變，造成每年依然有大大小小流行，我相信無論新冠病毒疫苗開發如何成功，新冠病毒疫苗的接種量一定不容易達到群體免疫的能量，近期依然在沒有有效藥物下，仍一定有很多人會繼續受感染。

中醫診所和中藥行一直與我們同行，你可能這輩子沒有看過中醫，但我相信吃過藥燉中藥。所以，今天新冠肺炎病患中藥治療成效頗豐，我們為何要拒絕呢？

總結

防疫新生活

新冠肺炎防疫期間的生活，我們該怎麼面對呢？答案就是，啟動對自己的全面健康照顧就是最好的防護。全面健康防護，一定要超超前部署，把金鐘罩罩滿罩好全身。在此，將十一項防疫新生活，分享給大家。

一、少出門少去公共場合，多善用雙腳

能走就走路、能騎腳踏車、騎機車就自己來、能開車就自己開車，以及搭乘任何大眾交通工具要戴好口罩，還有記住手常髒兮兮，千萬不要亂摸口罩。

二、回家第一件事，將手洗乾淨後立刻打開窗戶

清洗雙手，開窗讓乾淨的空氣吹進來。另外，可以過濾 PM0.1 的空氣清淨機記得立刻開，有不通風和比較潮濕的環境要使用除濕機，不僅能降低濕度，還可以減少病菌病毒傳染活性。

三、勤洗手、隨身帶酒精消毒

手洗乾淨，盡量不要亂碰任何公共地方的把手和按鈕，記得帶個隨身酒精小噴瓶，可以先噴再碰的就先噴，沒有辦法就是離開後把手噴一噴。坐公車捷運人擠人下車後，可以閉著眼睛遠遠地朝臉頸部噴一噴，用酒精噴霧幫臉頸部消毒，也可順便幫頭髮和袖口等可能接觸到人體及呼吸噴沫處噴一噴。

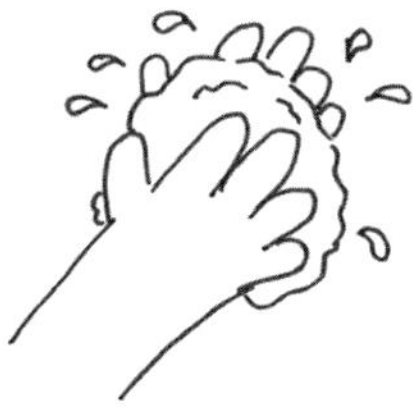

勤洗手是健康的基礎。

四、護唇膏不只要擦唇，也要擦鼻腔內側

鼻腔內側與嘴唇要勤擦護唇膏或摻精油的凡士林保濕，讓自己的金鐘罩外層保持完整防禦。我也呼籲要多洗鼻子，先將手徹底洗淨後再清洗臉部，

同時將鼻孔內部長鼻毛處順便也洗乾淨，接著用洗鼻器加生理食鹽水清洗鼻腔與鼻咽腔，每天做一次。

另外，也可以用一個小杯子裝兩毫升可以喝的溫開水，頂著鼻孔仰頭將這極少量溫水吸入鼻腔、鼻咽腔，好像涮羊肉一樣涮一兩下，不會嗆到的，但卻可以把鼻腔內的病毒細菌灰塵和分泌物清洗出來，鼻咽腔淋巴結白血球作戰部隊的發炎壓力會瞬間大減，很多感染病就這麼不藥而癒了。

五、好好刷牙、清牙縫，每天至少三到五次

用世界公認最有效健康的貝氏刷牙法刷牙，每天三到五次，好好把齒縫牙齦溝槽刷乾淨，而什麼是貝式刷牙法？請上網搜尋哦！有好多俊男美女在介紹。

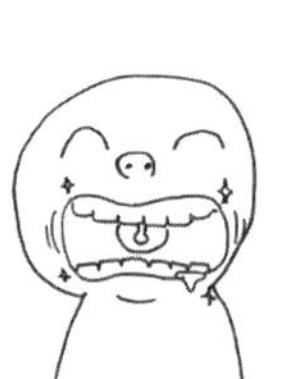

每天刷牙三到五次，遠離喉嚨痛。

六、每天至少一次油漱口

建議是睡前用十毫升的苦茶油、椰子油或任何冷壓植物油漱口十五分鐘

殺菌，維持口腔衛生，效果比任何方法都好。

利用口水消化酶作為乳化劑，可將油乳化並將油分子變小，漱得越久油分子越小，可以黏住細菌的油脂性細胞壁，最後連油帶菌吐掉，口腔沒有細菌了，身體感染壓力一定降低，什麼健康好處都有了。

我們的口腔裡有超過六百種以上的（生理性與致病性）細菌病毒，感冒時身體的免疫壓力正大，各種致病菌便會迅速滋長，翻倍再翻倍，各種致病菌可經由腫脹、潰爛的牙齦黏膜進入微血管，其實很容易導致二次感染，增加感冒治療的失敗率，以及抗生素的使用比例。

美國牙醫學會發現，六十五歲以上的臥床病人口腔衛生不良得到吸入性肺炎的機會較高，我相信這就是今天年長者容易得到重症新冠肺炎，並且致死的重要原因之一。

再加上高比率的年輕人，其實根本就沒有把牙齒刷乾淨，個人認為這會不會也是許多年輕人得重症新冠肺炎的原因。

總之，把鼻咽口腔弄衛生一點是最重要，絕對是感冒預防及治療的第一要務。

七、不要吃發炎的食物

像甜煎乾炸烤的任何食物形式一定要盡量拒絕，肉類要減量，尤其是紅肉。只用清烹調和好油，尤其是高Ω3（每日十至三十毫升）可以幫助降低發炎指數、善用Ω9的天然冷壓好油幫助整體脂肪代謝。吃好鹽（海鹽、岩鹽，碘鹽也不妨）。多吃五顏六色（辛香）蔬菜和溫性有酸味水果，清烹調任何葷素食材，才會攝取到真正健康美食。

結論就是，吃好油、吃好鹽、多吃高纖蔬果，以及吃適量的五穀，拒絕三白食物（白糖白麵粉白飯），尤其在自己有任何感染、慢性病與重大傷病期間忘記它們的存在；身體保持不發炎，記得吃七分飽的營養食材，腸胃不會老，免疫一定好，任何病痛都不怕也不上身。

八、每天補充維生素C

每天早中晚睡前補充四次以上的維生素C，甚至每二至三個小時吃一次，口服大劑量維生素C，甚至每天超過三千毫克以上。湯瑪士・李維（Thomas

E. Levy, MD, JD）寫的《維生素C救命療法》一書中，詳述有許多研究顯示：維生素C大劑量平均攝取有良好的殺病毒細菌的能力，而且並不會造成任何明顯的副作用。

九、各種營養素補充

例如：維生素D_3、鎂、鈣、鋅、益生菌、酵素、B群（尤其維生素B_6和維生素B_{12}），硒和Q_{10}輔酶等等也是非常重要，對增強免疫抵抗力皆有所幫助。

十、多了解清肺解毒中草藥

整合二〇二〇年關於新型冠狀病毒中藥治療的資訊，發現到能夠減輕肝臟解毒負荷的中草藥與生技產品多有良好效果，早在十七多年前SARS期間實驗室就發現到天然的清熱解毒中草藥金銀花、黃連和板藍根，對治療冠狀病毒可能有幫助，至於大家熟悉的靈芝、牛樟芝和冬蟲夏草也值得推薦。

對於這次新型冠狀病毒使用的中藥製劑當中，清肺排毒湯的應用相當廣泛，其中藥組成包含麻黃、桂枝、杏仁、柴胡、黃芩、炙甘草、生薑、茯苓、豬苓、澤瀉等共二十一味，具有清熱解毒、宣肺平喘和利濕化痰等功效，不但改善呼吸道的症狀與減少組織傷害，也能降低炎症反應造成的肝臟解毒負荷，但要注意到中草藥的使用需根據每個人體質做調整，如需服用建議諮詢中醫師或相關專業人員。

十一、小分子的多醣體和胺基酸

能增加細胞傳遞訊息的小分子多醣體和小分子胺基酸，更是我對抗任何難纏感染與病痛的最愛，例如：小分子褐藻醣膠和分離式乳清蛋白，都是強化免疫力的強棒，十幾年來有太多的好效果，至今仍是我的首選。

以上十一項是對抗新冠肺炎最重要的生活自我防護方法。簡單來說，最佳方法還是不要接觸就不會生病，第二重要就是好好把手洗乾淨。另外，敢洗鼻子（把鼻咽腔洗乾淨），再加上牙齒刷乾淨，用油漱口、效果都會特別好，因為口鼻都確實清洗非常重要，否則我們的鼻咽口腔裡面有將近四百五十到六百種細菌，記得這還不包括病毒喔！

所有醫生都知道，一個人受傳染病傳染後會不會發病，萬一發病是重或是輕，絕對是跟感染的菌（病毒）量有關係，所以我一直呼籲要先做好前面這六件事情，才能讓自己立於不敗之地。

總之，再重複一次，大家要努力的抗氧化抗發炎，加上每天補充各種益生菌食品，因為腸道的免疫細胞占人體的七十％以上，任何人能成功讓腸道健康，免疫就會健康。

在室內密閉空間一定要戴口罩避免跟人直接接觸，多洗手多洗臉，洗鼻子加鼻孔，嘴唇用凡士林保濕，好好貝式刷牙加苦茶油漱口，讓口腔衛生好好維持（避免任何可能疾病感染才是最重要的）。

如此一來，即使萬一被傳染，也因病毒量不高，不容易變成重症，自然可以輕鬆防疫，名符其實成為一位達爾文進化論的強者。

羅醫師的醫方小講堂

三招洗鼻法，感冒不怕！

● 二毫升乾淨溫水，不嗆水洗鼻法

當你有感冒、咳嗽、流鼻涕、喉嚨痛或者感覺自己可能接觸到任何有感冒的病人，我們不妨將一個裝著二毫升溫開水的小杯子杯緣靠住鼻孔，將杯底舉高將杯底的水頂在鼻孔前，然後稍微用力吸水將二毫升的水吸進鼻腔，因為是清水，一秒鐘就會經過鼻腔進入鼻咽腔流入口腔。

清水在鼻腔鼻咽腔的黏膜上流動會刺激分泌鼻液，會將鼻腔和鼻咽腔上面黏著的病毒細菌稀釋和清除，同時鼻咽腔的神經受到清水滲透壓變化刺激，產生疼痛感的同時也會刺激副交感神經受體，一旦副交感神經活化就能增強免疫系統。

少量的清水並不會造成上呼吸道黏液生理濃度變化太多，而且刺激不大，實際操作接受度相當高。通常洗完一、兩分鐘就會有比較舒服的感覺，雖然仍有點疼痛，可是卻是舒爽的疼痛。

只要上呼吸道不太舒服就重複做，一天做四至五次沒關係、屢試不爽。本來黏在我們鼻腔鼻咽腔的病毒細菌會不斷的繁殖和產生濃性的分泌物，鼻咽腔的免疫細胞會忙著清除細菌病毒，但如果將病毒細菌和膿性分泌物清除掉之後，免疫細胞的感染壓力會降低，就有餘力快速戰勝病毒細菌，讓我們迅速痊癒遠離呼吸道感染症，這個方法對所有的感冒都很好用，大家不妨試試看。

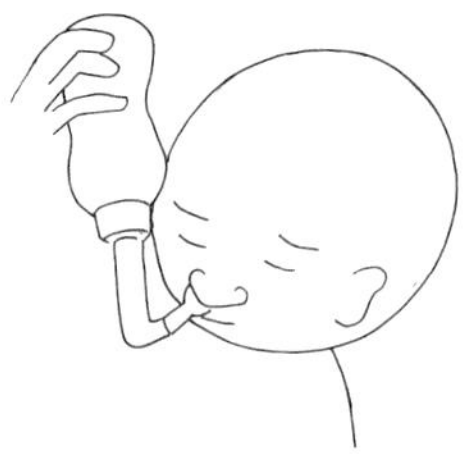

●洗鼻器清洗鼻腔

用洗鼻器洗鼻腔是最正規的方法，首先裝滿生理食鹽水，壓著上方排氣孔後打開下方開孔並完整塞入一邊鼻孔，站在水槽前稍微往前傾，嘴巴張開完全用嘴巴呼吸，此時可將鼻咽腔完全封住，然後放開上方排氣孔，生理食鹽水就會直接注入鼻腔及鼻咽腔，再由另外一邊鼻腔流出。

記得絕對不可以用鼻子呼吸，會立即嗆到。很多人害怕嗆到，但這種方式卻是最徹底清潔鼻腔及鼻咽腔的方法，一天一次即可。

●洗鼻孔不可少

請常常清洗鼻孔，對於降低新型冠狀病毒的風險非常有幫助。

首先，在水槽前先把雙手正確清洗乾淨（要五步驟都要做到：濕、搓、沖、捧、擦），這個時候用已洗乾淨的雙手，捧水把鼻孔內側長鼻毛的地方，用手指頭順便洗一洗，鼻毛可是天然濾網。

我們用的冷氣、空氣清淨機和除濕機都要洗濾網，是一樣的道理，把卡在鼻毛的病毒細菌粉塵清乾淨，當然就比較不會生病。

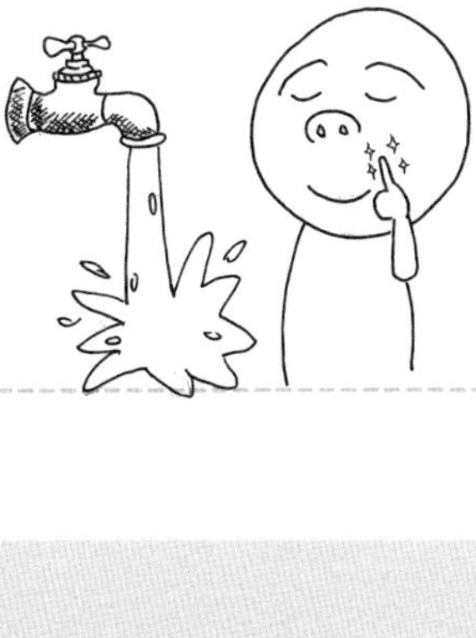

2022增訂版

長新冠八大QA一次看懂

Q1 確診後再感染的機率會比較低嗎？症狀會較輕還是更嚴重？

A：確診新冠病毒後再感染的機率絕對是比較低的，證據就是從五月六日開始視訊新冠確診病人至截稿日，我的門診僅看到一位再感染的病人。衛福部現有的證據顯示，確診後再次感染COVID-19並不常見，且很少會在第一次感染後九十天內發生，這點就相當的符合。

但可以確認的是新冠病毒是非常容易突變的RNA病毒，一定會演化出現新的變異毒株，而人類感染病毒後免疫能力也會因病毒抗體下降自然下降，再加上新的病毒可能突破原有的自然免疫力，我們再感染新冠是一定會發生的。

但我從各種資訊得知，對大多數人而言，二次感染造成重症的機會並沒有很多，這點從多年來流感的門診經驗是完全一樣的，新冠病毒感染絕對包括在整個感冒的體系裡面，所以對於感冒而言，我常說冬天有流感，夏天有腺病毒，現在還要加上一個全年無休的新冠病毒，未來我們對於感冒的感染會有更多挑戰。

Q2 確診痊癒後，抗體可以維持多久？需要再注射疫苗嗎？

A：新冠病毒出現的時間還不夠長，免疫力究竟能持續多久很難說，但英國公共衛生部（PHE）最新研究發現，大多數感染新冠肺炎的人，至少可以在五個月內避免再度感染。

至於疫苗方面，根據衛福部資料，疫苗接種後一般約兩週後開始產生保護力，第二劑接種後七至十四天開始產生保護力。研究結果顯示，不同廠牌疫苗在完成接種後六至八個月，用多種指標評估均顯示應仍具有保護力。也就是說確診後可以維持五個月不被感染，而打完疫苗後可以維持六到八個月的保護力。且未來隨著疫苗的開發技術越來越成熟安全有效，我相信一年一次的新冠疫苗注射，對於全世界而言是一個要執行的公共業務。

Q3 怎麼正確辨識是否為長新冠？

A：「長新冠」簡單來說就是「新冠後遺症」，意指感染新冠肺炎後衍生的慢性後遺症，可能包括疲勞、呼吸急促、腦霧、睡眠障礙、發燒、胃腸道問題、焦慮和憂鬱，可持續數月，範圍從輕度到無行為能力。

長新冠（Long Covid）是一個通用術語，衛生福利部疾病管制署（CDC）將其定義為，初次確診新冠肺炎後四週或四週以上，仍持續出現有一系列新發、復發或持續性的症狀與健康問題，通稱為長新冠。

美國疾病管制與預防中心則更指出，新冠長期症狀、長新冠、COVID-19急性期後的綜合症狀、SARS CoV-2急性感染後遺症、新冠長期影響和慢性新冠，上述一系列不同詞彙都是屬於新冠後遺症，綜稱為「後COVID症狀」。

很多病人會焦慮的告訴我「怎麼隔離完了還在咳嗽不會好呢？怎麼還這麼累？吃東西的口味也有點怪怪的？且常常上一秒要講的話，怎麼像金魚腦一樣下一秒就忘記了？」似乎大家都被這個長新冠搞的人心惶惶！其實這是不需要的，把我在書中教大家要做到的健康要求做好，很快就好，絕大多數人是不需要擔心的。

Q4 如何預防長新冠？

A：最好的方法就是把自己的身體弄得健康一點，長新冠的症狀無非就是長期咳嗽、可能會喘、疲倦易累、不好入睡、食慾差又消化不好、腦筋不清楚擔心什麼腦霧，這些大部分都是原本健康基礎不夠好，在染疫後沒有辦法完全修復造成的結果。

這跟本書「PART3 久咳不癒？別讓黴漿菌謀殺你的健康」第九十四頁內容是不是相當的類似？黴漿菌感染容易造成失眠、慢性疲勞跟消化系統的問題，長期下來會怎樣？你的體力當然下滑，一定會增加各種健康問題。我幾乎可以推論一個人感染新冠以後，會不會有長新冠跟你身體的黴漿菌感染似乎存在非常微妙的連帶關係。

我在本書第九十七頁就詳細的說明黴漿菌感染後會有五個身體徵兆：一、明顯的體力下降疲倦；二、怎麼覺得自己最近衰老這麼快；三、想睡又睡不著，淺眠甚至失眠；四、指膝關節疼痛腫脹，怎麼吃止痛藥也沒有辦法痊癒；五、長期咳嗽會喘，常被診斷為氣喘過敏，長期服藥甚至吸入噴劑但是就不會痊癒。

上述五點是不是跟長新冠真的八九分相似？如果您知道長新冠可能是黴漿菌感染造成的，那是不是好好處理好黴漿菌感染這個問題的前因後果，長新冠會不會就這麼消失了！

Q5 長新冠怎麼治療？

A：從二〇二〇年五月六日我開始可以視訊新冠確診的病人，而這些病人只要在隔離七天解隔後來診所複診時，就可以明顯發現多數患者持續有咳嗽症狀，我不厭其煩用高倍顯像顯微鏡檢查，同樣的跟這十六七年來一樣的發現，只要有咳嗽，絕大部分病人仍有相當程度的黴漿菌感染，在繼續給予清除黴漿菌的藥物後，幾乎所有的病人在兩個禮拜內咳嗽症狀消除，直至目前還沒有看到任何一個病人有長新冠症狀的發生。

我相信這樣的結果不是一個偶然，而是一個必然，我一直在推廣醫學簡單化，萬病的根源都是一樣的，好好的調理身體，讓身體真正的健康，讓身體成為一個不適合黴漿菌生長的環境。當然染疫期間免疫力降低細菌滋生引發各種症狀，暫時用藥物仍然是有需要的是不得已的。最後補充一下「台灣清冠一號」，此藥適合在初期症狀嚴重的時候服用，效果雖好，但不建議長期使用，否則會有副作用的。

本書的「PART4 咳嗽退散，用整合醫學逆轉呼吸道疾病」整個章節就是說明如何讓身體真正的健康，一生一世不怕各種感冒病毒細菌感染（包括新冠病毒感染）的侵襲，讓感冒反成為健康的推力而不是健康的阻力。

Q6 哪些人容易長新冠？

A：身體沒有完整健康的人，染疫以後比較容易得到長新冠，健康缺點越多的一定是越容易發生。如何讓自己保持健康，那就是一個長篇大論，但也可以用簡短的幾句話長話短說。

首先減少三白（白麵粉、白糖、白米）甚至沒有，攝取平常兩三倍以上的蔬菜料理，適量攝取五穀雜糧，多用真正天然萃取的油（第一道冷壓植物油和動物油脂），並且每天刻意補充 Omega-3 的油脂，適當用天然海鹽山鹽調味，葷素蛋白質要攝取但一定不能多，千萬不可以無肉不歡，應該是無蔬菜不歡才對的，我知道苦口婆心，但是能做到的人非常少，願未來有越來越多的人願意這樣做。

本書的第一一三頁說明的五點，就是我心目中染疫以後避免長新冠一定要注意的五個重點：一、注意黴漿菌，有咳嗽的病人一定要去看醫生；二、注意家人是否感染，並做好隔離與治療；三、腸胃健康顧好是很重要的；四、只吃喝溫暖好消化食物，所有寒涼甜的食物都不能碰；五、注意自己的環境通風跟乾淨衛生。總之，善待自己的身體，多健康一點加上避免所有接觸感染。

Q7確診無症狀對（上）呼吸道有何影響？痊癒後如何保養？

A：很多人其實染疫沒有什麼症狀，甚至於不知道自己被傳染了，這是很大一部分、且沒有被列入統計數字的。

許多人發現自己確診，是因為家人有症狀做了快篩後發現確診，自己順便快篩才發現自己原來是一個無症狀感染者。無症狀感染確診後，絕對不可掉以輕心，因為新冠病毒病情瞬息萬變，對身體影響一般會持續二至三星期，且有刺突蛋白的免疫和心血管傷害影響，暫時不要做任何劇烈運動和高強度體力消耗，或甚至酗酒熬夜。

由於有傳染性，務必做好自我隔離，避免感染家人朋友，溫暖飲食注意腸胃健康，三個月內仍需繼續保持健康生活起居，出門戴好口罩避免再次確診，同時要時時注意有無任何所謂長新冠等後續後遺症的出現，才是最重要的。

Q8 黴漿菌感染者確診新冠肺炎應注意？

A：透過視訊與接觸剛解隔的病人已經四個月，這四個月的臨床經驗證明我是對的，只要有明顯咳嗽的確診視訊病人，我用黴漿菌的藥物幾乎都有良好療效，少部分咳嗽嚴重解隔後的病人來複診時，用高倍顯像顯微鏡檢測黴漿菌都會發現有相當的數量存在，繼續使用藥物三到七天後，只有極少數需要更長用藥，再度檢測就可以發現大部分咳嗽和黴漿菌都消失了。

奇怪的是，因為有好好處理黴漿菌感染，我看不到我的任何病人有長新冠問題，這個重點與大家分享，希望大家不要再為長新冠所苦。

本書第一二九至一三四頁的說明很清楚，可以仔細閱讀，並且參考PART4的保養方式，讓自己成為一個不適合黴漿菌生存的健康身體，擁有好的呼吸道和腸胃道系統，自然擁有強大的免疫力永遠戰勝所有的感染，不會留下任何副作用多好啊！與大家共勉之。

治咳寶典【暢銷新裝版】
臨床38年名醫，預防與照護感冒、流感、黴漿菌感染、新冠肺炎和各種肺炎必讀

作　　者：羅仕寬、羅際竹
插　　畫：管俊瑋
封面設計：謝彥如
封面攝影：水草攝影工作室
圖文整合：洪祥閔
主　　編：何　喬
社　　長：洪美華
出　　版：幸福綠光股份有限公司
地　　址：台北市杭州南路一段63號9樓之1
電　　話：(02)23925338
傳　　真：(02)23925380
網　　址：www.thirdnature.com.tw
E-mail：reader@thirdnature.com.tw
印　　製：中原造像股份有限公司
初　　版：2021年 3 月
三　　版：2023年12月
郵撥帳號：50130123 幸福綠光股份有限公司
定　　價：新台幣350元（平裝）

本書如有缺頁、破損、倒裝，請寄回更換。
ISBN 978-626-7254-40-0

總經銷：聯合發行股份有限公司
新北市新店區寶橋路235巷6弄6號2樓
電話：(02)29178022 傳真：(02)29156275

國家圖書館出版品預行編目資料

治咳寶典：臨床38年名醫，預防與照護感冒、流感、黴漿菌感染、新冠肺炎和各種肺炎必讀／羅仕寬、羅際竹著 -- 三版 . -- 臺北市：幸福綠光，2023.12
面；　公分

ISBN 978-626-7254-40-0（平裝）

1. 呼吸道疾病 2. 咳嗽 3. 健康法

415.4　　112021026